U0300694

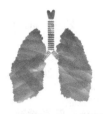

肺癌

——来自胸外科医生的肺腑之言

真相

主　编　戴纪刚　支修益

副主编　向明章　吴秋平　侯　兵　刘权兴　陈　伟

编　者　王静思　卢　潇　刘雪萍　余祖滨

　　　　李　华　李满元　张　鹏　杨贵学

　　　　周　东　郑　鸿　蒋　力

人民卫生出版社

图书在版编目（CIP）数据

肺癌 真相：来自胸外科医生的肺腑之言 / 戴纪刚，
支修益主编. — 北京：人民卫生出版社，2020
ISBN 978-7-117-29895-7

Ⅰ.①肺…　Ⅱ.①戴…　②支…　Ⅲ.①肺癌–防治
Ⅳ.①R734.2

中国版本图书馆 CIP 数据核字（2020）第 044719 号

| 人卫智网 | www.ipmph.com | 医学教育、学术、考试、健康，购书智慧智能综合服务平台 |
| 人卫官网 | www.pmph.com | 人卫官方资讯发布平台 |

肺癌 真相——来自胸外科医生的肺腑之言

主　　编：戴纪刚　支修益
出版发行：人民卫生出版社（中继线 010-59780011）
地　　址：北京市朝阳区潘家园南里 19 号
邮　　编：100021
E - mail：pmph @ pmph.com
购书热线：010-59787592　010-59787584　010-65264830
印　　刷：北京顶佳世纪印刷有限公司
经　　销：新华书店
开　　本：710×1000　1/16　印张：17.5
字　　数：213 千字
版　　次：2020 年 5 月第 1 版　2024 年 1 月第 1 版第 6 次印刷
标准书号：ISBN 978-7-117-29895-7
定　　价：58.00 元
打击盗版举报电话：**010-59787491**　**E-mail：WQ @ pmph.com**
质量问题联系电话：010-59787234　**E-mail：zhiliang @ pmph.com**

戴纪刚

- 陆军军医大学第二附属医院（新桥医院）胸外科主任，
  主任医师，教授，博士研究生导师
- 重庆市医师协会胸外科医师分会 副主任委员
- 中国医师协会康复医师分会呼吸康复专业委员会委员
- 中国抗癌协会中西医整合肿瘤专业委员会委员
- 全军胸心血管外科专业青年委员会副秘书长
- 全军胸心血管外科专业委员会委员
- 重庆中西医结合学会胸外科专业委员会副主任委员
- 重庆市医学会胸心外科专业委员会委员
- 中国胸外科肺癌联盟重庆肺结节诊疗中心负责人
- 中国医师协会胸外科分会手汗症重庆诊疗基地负责人
- 陆军军医大学第二附属医院肺磨玻璃结节诊疗中心负责人
- 主持国家科技计划项目、国家自然科学基金等各类课题 20 余项
- 被 SCI 收录论文 40 余篇
- 任《Eur J Cardio-Thorac》《Surgery》等国内外多个期刊编委

支修益

- 首都医科大学肺癌诊疗中心主任
- 首都医科大学宣武医院胸外科首席专家
- 中国胸外科肺癌联盟主席
- 国家老年肺癌联盟主席
- 中国肺癌防治联盟副主席
- 中国控制吸烟协会副会长
- 中国控制吸烟协会控烟与肺癌防治专业委员会主任委员
- 中国抗癌协会科普宣传部部长
- 中国癌症基金会控烟与肺癌防治部部长
- 中华医学会北京分会胸外科分会创始主任委员
- 《中华胸部外科电子杂志》副总编辑
- 《中国胸心血管外科临床杂志》副总编辑
- 国家卫生健康委《原发性肺癌诊疗规范》专家组组长
- 《中国当代医学名家经典手术》胸外科学篇编辑委员会主任委员

随着医学科技的发展和人民生活水平的提高，健康管理已成为当代人日常生活的关注热点。正确地认识疾病、了解疾病，才能有效地与其做斗争。与此同时，现代医学技术、互联网科技和健康保健产业快速发展，人们获取各类医疗保健知识的方式更为便捷，渠道更为通畅，信息量空前巨大。然而，这也给广大缺乏医疗专业知识背景的群众带来了选择和鉴别上的困惑，甚至某些时候产生了误导，从而影响正确的健康选择。因此，科学可靠、权威专业、贴近需求、易于理解的科普指导书籍对于广大群众来说，显得十分必要。

癌症已成为全世界人类最大的致死原因，发病率与死亡率均呈上升趋势。而肺癌在全球癌症疾病管理中上升最快，已成为全球最大的杀手，死亡率占所有癌症死亡率的 19.4%。同时，在我国 60% 以上的肺癌患者在诊断时已经为晚期，不能进行手术切除，预后极差，晚期患者平均的中位生存时间仅在 10 ~ 12 个月之间。同时，我们也清醒地认识到，我国民众对该病的认识还有很多不足，往往导致一人患肺癌而给全家带来灾难性的后果。部分民众患肺癌后不是去正规医院接受正规的诊断和治疗，而是偏听偏信，对很多没有科学依据的方法报以厚望，患者家庭也投入了大量精力和金钱却延误了疾病的诊治。只有关心这些基本问题，为群众科学有效地科普肺癌相关知识，提升群众对肺癌的认识，肺癌的死亡率才有可能在未来出现下降的趋势。

新桥医院胸外科是教育部国家重点学科，重庆市市级临床重点专科，中国胸外科肺癌联盟重庆肺结节诊疗中心以及新桥医院肺磨玻璃结节诊疗中心。近年承担了国家和市级多项肺癌研究课题，取得了丰硕的研究成果。胸外科每年接诊患者8万余人次，其中肺癌手术患者2000余人次。胸外科肺癌诊疗组在著名专家戴纪刚教授的带领下，规范了肺癌的诊断与治疗，加强了肺癌的基础研究和临床治疗的结合，同时还不断提升肺癌的微创治疗技术，为广大肺癌患者提供了与国际接轨的诊断与治疗水平。

本书作者多是从事肺癌诊疗工作多年、临床经验丰富的专家。书中从肺癌、肺腺癌、肺结节三个方面进行了深入浅出的介绍，力图通过较小的篇幅、通俗易懂的语言向人们讲解与肺癌相关的科学问题，使得肺癌患者和亲属通过本书对肺癌的诊治有初步的了解，并对最终科学地选择诊断与治疗的方法有所裨益。本书既是一本浅显易懂的科普读物，也可作为年轻医生的参考书。

编者

2019年10月

肺癌

目录

肺腺癌

肺结节

**发现肺部
结节,我
该怎么办**

肺癌

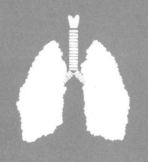

认识肺癌篇

什么是早早期肺癌？0 期肺癌是早早期？听说能完全治愈

"什么是早早期肺癌？0 期肺癌是早早期肺癌吗？听说早早期肺癌能完全治愈？"这些个问题虽然不"专业"，却是老百姓最常咨询的问题。近年来，随着人们对肺癌这一"全球癌王"警惕性的提高和低剂量螺旋 CT 肺癌筛查的推广，我国早期肺癌的发现率越来越高。在外科手术切除的肺部结节中，病理报告中出现了许多以前很难见到的"非常非常早"的病变，比如5mm 左右的肺原位腺癌或微浸润性肺腺癌等。而这些"早早期肺癌"在病理学特点、手术方式、治愈率及术后治疗等方面，又确实与其他肺癌分期大不一样，即使是与早期肺癌相比也有很大不同。

什么是"早早期"肺癌

其实，医学专业术语里还真没有这个名词。但因为这些"早早期病变"和其他肺癌相比，确实具有独特的生物学特点，因此这一通俗说法——"早早期肺癌"在老百姓和部分医生中流行。真正要搞清楚"0 期肺癌""早早期肺癌"这些说法的来源，治愈率如何，我们还得从 2009 年的第 7 版 T 分期（T 分期是医生治疗非小细胞肺癌最常用的分期方法，有时也用于小细胞肺癌。3 个字母分别代表着 3 个维度，而每个字母后面的数字就代表着具体的程度）和 2017 年的第 8 版 T 分期说起。

依据第 7 版的国际肺癌 TNM 分期标准，临床上可将肺癌划为 5 个临床分期：

1. 肺癌 0 期

包括：①Tx，未发现原发肿瘤，通过痰细胞学或支气管灌洗发现癌细胞，但影像学及支气管镜无法发现。②T0，无原发肿瘤的证据。③Tis，原位癌；有原位癌，没有淋巴转移和远处转移。

2. 肺癌早期

包括：①ⅠA 期，肿瘤最大径 ≤ 3cm，周围包绕肺组织及脏层胸膜，支气管镜见肿瘤侵及叶支气管，未侵及主支气管；无淋巴及远处转移。②ⅠB 期，3cm <肿瘤最大径≤ 5cm，无淋巴及远处转移。

3. 肺癌中期

包括ⅡA 期和ⅡB 期，具体不详细介绍，可查阅相关资料。

4. 肺癌中晚期（局部晚期）

包括ⅢA 期和ⅢB 期。

5. 肺癌晚期（Ⅳ期）

有远处转移。

而在 2017 年的第 8 版肺癌 TNM 分期中，进行了许多更改，也没有了 0 期肺癌的分期。请大家先从下面的几张图中大致了解一下第 8 版肺癌 TNM 分期。

国际肺癌 TNM 分期

T/M	标识	N0	N1	N2	N3
T1	T1a ≤ 1	IA1	IIB	IIIA	IIIB
	T1b > 1 ~ 2	IA2	IIB	IIIA	IIIB
	T1c > 2 ~ 3	IA3	IIB	IIIA	IIIB
T2	T2a *Cent, Yisc Pl*	IB	IIB	IIIA	IIIB
	T2a > 3 ~ 4	IB	IIB	IIIA	IIIB
	T2b > 4 ~ 5	IIA	IIB	IIIA	IIIB
T3	T3 > 5 ~ 7	IIB	IIIA	IIIB	IIIC
	T3 *Inv*	IIB	IIIA	IIIB	IIIC
	T3 *Satell*	IIB	IIIA	IIIB	IIIC
T4	T4 > 7	IIIA	IIIA	IIIB	IIIC
	T4 *Inv*	IIIA	IIIA	IIIB	IIIC
	T4 *Ipsi Nod*	IIIA	IIIA	IIIB	IIIC
M1	M1a *Contr Nod*	IVA	IVA	IVA	IVA
	M1A *Pl Dissem*	IVA	IVA	IVA	IVA
	M1b *Single*	IVA	IVA	IVA	IVA
	M1c *Multi*	IVB	IVB	IVB	IVB

注：国际肺癌研究学会（International Association for the Study of Lung Cancer, IASLC）对肺癌分期系统进行了更新，制定了第 8 版国际肺癌 TNM 分期标准，目前第 8 版肺癌分期修订稿已发表于《Journal of Thoracic Oncology》，基于此国际抗癌联盟（UICC）最新版肺癌 TNM 分期标准已于 2017 年 1 月正式颁布实施

国际肺癌 TNM 分期

T 分期	标识
TX：未发现原发肿瘤，或通过痰细胞学或支气管灌洗发现癌细胞，但影像学及支气管镜无法发现	Tx
T0：无原发肿瘤的证据	T0
Tis：原位癌	Tis

续表

T 分期		标识
T1：肿瘤最大径 ≤ 3cm，周围包绕肺组织及脏层胸膜；支气管镜见肿瘤侵及叶支气管，未侵及主支气管	T1a(mi)微浸润性腺癌	T1a(mi)
	T1a：任何大小的表浅扩散型肿瘤，但局限于气管壁或主支气管壁	T1a ss
	T1a：肿瘤最大径 ≤ 1cm	T1a ≤ 1
	T1b：肿瘤最大径 > 1cm，≤ 2cm	T1b > 1 ~ 2
	T1c：肿瘤最大径 > 2cm，≤ 3cm	T1c > 2 ~ 3
T2：肿瘤最大径 > 3cm，≤ 5cm；侵及脏层胸膜；侵及主支气管，但未侵犯隆突；有阻塞性肺炎、部分或全肺不张。符合以上任何一个条件即归为 T2	侵及脏层胸膜	T2 Visc Pl
	侵及主支气管(不含隆突)；有阻塞性肺炎、部分或全肺不张	T2 Centr
	T2a：肿瘤最大径 > 3cm，≤ 4cm	T2a > 3 ~ 4
	T2b：肿瘤最大径 > 4cm，≤ 5cm	T2b > 4 ~ 5
T3：肿瘤最大径 > 5cm，≤ 7cm；直接侵犯以下任何一个器官：胸壁(含肺上沟瘤)、膈神经、心包；同一肺叶出现孤立性癌结节。符合以上任何一个条件即归为 T3	肿瘤最大径 > 5cm，≤ 7cm	T3 > 5 ~ 7
	直接侵犯胸壁、膈神经、心包	T3 Inv
	同一肺叶出现孤立性癌结节	T3 Satell
T4：肿瘤最大径 > 7cm；无论大小，直接侵犯以下任何一个器官：纵隔、心脏、大血管、喉返神经、隆突、气管、食管、椎体；同侧不同肺叶内孤立癌结节	肿瘤最大径 > 7cm	T4 > 7
	无论大小，侵及特定器官	T4 Inv
	同侧不同肺叶内孤立癌结节	T4 Ipsi Nod
如果 3cm <肿瘤最大径 ≤ 4cm，则为 T2a；如果 4cm <肿瘤最大径 ≤ 5cm，则为 T2b		

　　大家都看得头昏了吧？别说普通老百姓，即使是专科医生，对一些具体细节也难免记不住、记不全。但我们不难把握这些图的总体意思，就是肺癌可被分为Ⅰ、Ⅱ、Ⅲ、Ⅳ期（罗马数字的1至4期），每期又分为许多亚期。**不同的分期及亚期对应的不同的治愈率或生存期。**

　　虽然第8版中没有0期的概念，但有些学者认为：Tis、T1mi等病变，和早期肺癌相比具有更高的治愈率，应该归为"0期"。下面还是先详细了解一下第 8 版分期的 T 分期中的"早早期病变"：①Tx，未发现原发肿瘤，或者通过痰细胞学或支气管灌洗发现癌细胞，但影像学及支气管镜无法发现。②T0，无原发肿瘤的证据。③Tis，原位癌。细分为肺原位腺癌 [Tis（AIS）] 和原位鳞癌 [Tis（SCIS）]。④T1mi，微浸润性肺腺癌（MIA）的 T 分期。

浸润性肺腺癌或浸润性肺鳞癌之前的早期病变，就是通常意义上的"早早期肺癌"。那么，哪些早期病变是"早早期肺癌"？手术效果怎么样？治愈率分别是多少？

1. 鳞上皮不典型增生和原位鳞癌

上皮不典型增生和原位鳞癌是有对应的组织学特点的。事实上，在切除的肺标本中，两者有相同的遗传学及表观遗传学（表观遗传学是与遗传学相对应的概念。遗传学是指基于基因序列改变所致基因表达水平变化，如基因突变、基因杂合丢失和微卫星不稳定等；而表观遗传学则是指基于非基因序列改变所致基因表达水平变化，如 DNA 甲基化和染色质构象变化等）改变。手术治愈率为 100%。

2. 非典型腺瘤样增生（AAH）

非典型腺瘤样增生为沿细支气管壁和肺泡壁增生的不典型 Ⅱ 型肺泡细胞或 / 和 Clara 细胞（是终末细支气管上皮中的主要细胞，无纤毛。在小支气管中就已经出现，延续到终末细支气管的过程中逐渐增多）。

CT 影像上表现为磨玻璃结节（GGN），边缘光整，直径 ≤ 5mm。在病

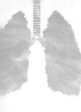

理上是指肺末梢组织的局灶性增生，不典型的立方形或柱状上皮细胞代替原来的正常肺上皮细胞，并沿着肺泡壁或呼吸细支气管呈贴壁式生长。

在切除的肺中可以偶然发现非典型腺瘤样增生，也可在行肺癌早期筛查的普通人群中观察到它的存在。因为其与早期肺癌的形态学特征及分子生物学检测结果具有某些相似性，非典型腺瘤样增生被认为是一种癌前病变。非典型腺瘤样增生病灶很小且密度低，随访多年可稳定不变，要经过一段相当长的时间才会发展至原位腺癌。非典型腺瘤样增生的治愈率为100%。

3. 肺原位腺癌（AIS）

肺原位腺癌和非典型腺瘤样增生没有质的区别，它们往往为可观察到的连续发展病变。肺原位腺癌在CT影像上也表现为磨玻璃结节，边缘光整，直径≤3cm，其特征是在云雾状磨玻璃结节周边有微细血管移动进入其内部，这是它与不典型腺瘤样增生最为关键的不同之处。当然大小也可区别，肺原位腺癌一般均>5mm，而非典型腺瘤样增生≤5mm，这也是一个可鉴别的要点。

在病理上，肺原位腺癌是癌细胞密集排列，所有的肿瘤细胞单纯地沿肺泡壁呈贴壁式生长，既无肺泡塌陷，也无基质、血管或胸膜的侵袭。

肺原位腺癌属于非浸润性的腺癌，按2011年新的病理分类，肺原位腺癌被摘掉恶性肿瘤的帽子，与不典型腺瘤样增生（AAH）同被列入肺癌浸润前病变。手术根治率为100%。

4. 微浸润性肺腺癌（MIA）

微浸润性肺腺癌是浸润前病变和浸润性腺癌之间存在的一种中间亚型，

被定义为孤立性、以鳞屑样生长方式为主且浸润灶 ≤ 5mm 的小腺癌。

混合密度结节或磨玻璃密度中的实变影，在病理上就属于浸润性生长。在原位腺癌中，若病变内出现实变灶，且实变的最大直径 ≤ 5mm 时，肺原位腺癌就演变为微浸润性肺腺癌。这种分类在一定程度上可反映肿瘤的生长、演变、转化的特性。

肺原位腺癌和微浸润性肺腺癌通常表现为非黏液型，这两类患者若接受根治性手术，则其疾病特异性生存率分别为 100% 或接近 100%。手术后也无须进行化疗或放疗的后续治疗。

5. 贴壁样生长为主型肺腺癌（LPA）

已属于浸润性肺腺癌，但在这类腺癌中手术根治率最高。贴壁样生长为主型肺腺癌指的是 > 3cm 的非黏液病变，并伴有肺原位腺癌或微浸润性肺腺癌特点，表现为贴壁样生长的异质性亚型和在肌纤维母细胞基质中出现肿瘤细胞。这些病灶完整切除后 5 年生存率超过 95%。当然，严格意义上来讲，贴壁样生长为主型肺腺癌（LPA）已不属于"早早期"，已进入了浸润性肺腺癌阶段。

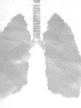

如何区分原发性肺癌和转移性肺癌？
多原发肺癌又是什么意思

 如何区分原发性肺癌和转移性肺癌

这其实是一个临床难题。当一个肺癌或者肺外其他器官肿瘤患者，在手术后 5 年或 10 年后复查，发现肺上又出现了包块，很难分清楚这个包块是新发的原发性肺癌还是转移性肺癌。在临床上，我们也常接诊到这样的患者，通过其影像学资料发现，患者在不同肺叶上，甚至两侧肺上存在着两个或两个以上的孤立包块。那么，**区分这些包块是原发性肺癌及其转移灶（晚期肺癌），还是多原发肺癌（有可能是早期肺癌），同样相当困难。而这两个不同的诊断又相当重要，极大地影响了患者的肺癌分期、后续治疗手段的选择，甚至决定了患者能否治愈或预后。**究竟如何有效区分肺上的病灶是原发性肺癌还是转移性肺癌？多发病灶是属于多原发肿瘤还是原发灶及其转移灶呢？

在开始讨论之前，我们还是先搞清楚概念。多原发肺癌（MPLC）是指在同一患者肺内同时或先后发生两个或两个以上原发性恶性肿瘤，以诊断时间间隔 6 个月为界，分为同时性多原发肺癌和异时性多原发肺癌。而转移性肺癌是由原发于其他器官的癌肿经过直接浸润、气道种植、淋巴管或血管等途径转移至肺并继续增殖生长，形成和原发瘤同样性质的癌肿。比如原发于女性生殖系统的肿瘤如子宫癌、乳腺癌等最易发生肺转移，其次为消化道。肺转移癌绝大部分为双肺多发性、广泛性的，少数为孤立性的。

多发性磨玻璃结节是肺癌多发转移吗

由于表现为磨玻璃结节（GGN）的肺癌是一种发展缓慢的"惰性"肿瘤，一般情况下，多发磨玻璃结节不被认为是转移癌，而被认为是多个原发肿瘤。国际肺癌研究协会（International Association for the Study of Lung Cancer，IASLC）分期委员会总结了相关文献，对多发磨玻璃影（GGO）的分期提出了建议：对于多发磨玻璃影，T 分期以最大的病灶作为标准，并在 T 分期后以括号表明肿瘤数量或仅标注（m）表示多发病灶。不管多发磨玻璃影发生在同一肺叶或是同侧不同肺叶或双侧肺，T 分期都以此标注。因此多发性磨玻璃结节大多为 I 期肺癌，手术治愈率相当高。

如何区分多个结节是多原发肺癌还是肺转移癌

1. 先比较不同病灶之间的组织学类型，若组织学类型不同，则可判断为多原发肿瘤；若组织学类型相同，则进一步再区分为肺鳞癌还是肺腺癌，以及亚型。

2. 同为鳞癌，则可进一步对病灶间的细胞学和间质特征进行比较，如病灶内坏死程度、炎症细胞浸润程度、淋巴结增生程度、间质增生程度以及角质化程度等。若上述特征有明显区别，则判断为多原发肿瘤；若相同或相似，则可判断为转移灶。

3. 肺腺癌可进行主要病理亚型分析，若病理亚型不同，则判断为多原发肿瘤；若病理亚型相同，则进行其他病理亚型分析。其他病理亚型指的是除主要亚型以外还存在病理切片中的约 10% 的病理亚型特征。若其他病理

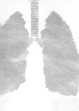

亚型不同，则判断为多原发肿瘤。

4. 若其他病理亚型仍然相同，则再次进行细胞学和间质特征比较，不同则判断为多原发肿瘤，相同相似则可判断为转移灶。

5. 驱动基因检测。可以对不同病灶进行基因突变的检测，当病灶之间的特殊基因突变一致，则可判定为转移灶，若特殊基因突变不相同，则可基本判定为多原发肿瘤。

6. 基因测序。对不同病灶的组织进行测序，这是区分同源还是多原发的非常有效、准确的方法和金标准。

肺原位腺癌真的是癌吗？可完全治愈吗

随着低剂量螺旋 CT 的普及和人们对健康的逐渐重视，小结节的发现率逐年升高。很多患者，尤其是听说自己可能得了原位癌的患者天天提心吊胆，内心备受煎熬，甚至有的患者会因为心理因素出现胸闷、胸痛、乏力、失眠等症状，导致其认为自己的疾病加重从而更加惶恐。原位癌到底是什么？它是肺癌吗？

首先必须要强调的是，原位癌不是癌！请患者朋友们先吃颗定心丸，再让我为大家详解原位癌的"前世今生"。

肿瘤是正常细胞在致瘤因子的作用下出现的过度增生或异常分化，常常表现为局部肿块，一般分为良性和恶性两大类。良性肿瘤生长比较缓慢，一般不转移，对人体影响较小，术后很少会复发。恶性肿瘤则生长迅速常有转移，对人体危害较大，常常危及患者性命。实际上，还有一些肿瘤，介于良性与恶性肿瘤之间，称为交界性肿瘤或低度恶性肿瘤。大家通常说的"癌"其实是所有恶性肿瘤的总称。

原位癌指的是异型增生的上皮细胞累及上皮的全层，但尚未突破基底膜向下浸润，更无远处转移。肺原位腺癌（AIS）起源于 2011 年 2 月发布的肺腺癌的国际多学科分类新标准。在此之前，原位腺癌被归于细支气管肺泡癌。

肺原位腺癌的病理学定义是什么

肺原位腺癌是指不大于 3cm 且肿瘤细胞沿着肺泡壁结构呈鳞屑样贴壁生长，没有浸润基质、血管或胸膜，也没有乳头状或微乳头状结构和浸润至肺泡的肿瘤细胞。肺原位腺癌是重度的不典型增生，它和非典型腺瘤样增生被归于癌前病变，即肿瘤的浸润前病变。一般情况下，它们处于惰性状态，是绝对安全的。但是肺原位腺癌属于恶性肿瘤的关口，继续发展极可能成微浸润性肺腺癌。**医生们常说的肺癌防治要抓早抓小，指的就是肺原位腺癌。**

肺原位腺癌的影像学特征是什么

肺癌的早期形态大多为无症状的肺部结节，其中大部分表现为磨玻璃结节（淡薄密度增高影，样子像磨砂玻璃一样）。一般来说，肺癌细胞的生长遵循非典型腺瘤样增生→原位腺癌→微浸润腺癌→浸润性腺癌的演变，在影像学中表现为纯磨玻璃结节→混合型磨玻璃结节→实性结节的演变。

肺原位腺癌主要表现为出现实性成分的磨玻璃结节，实性成分意味着癌细胞的存在。有人用肿瘤直径大小来区分非典型腺瘤样增生和肺原位腺癌，比如病灶小的时候是增生，病灶大了就是原位癌。一般肺原位腺癌均 > 5mm，非典型腺瘤样增生 ≤ 5mm。**非典型腺瘤样增生和肺原位腺癌的发展是连续的，从不典型增生到原位癌没有明确界限，但在实际发生的过程中会有一个时间点，增生的病灶中某些细胞出现异形，过度增生后逐渐和原位癌开始重叠。**

CT 值可以反映一个病灶增生的密实程度，一般来说，正常肺的 CT 值小于 -900HU，如果磨玻璃结节密度升高到 -700HU，可能是非典型腺瘤样增生。如果升高到-500HU，可能是肺原位腺癌，如果CT值再升高到-400HU，可能就是微浸润性肺腺癌了。肺原位腺癌密度范围跨度可以从-700到-300HU，同时还需要仔细排除血管和囊腔的干扰。

 肺原位腺癌能治好吗

之前已经提到过，一般情况下，非典型腺瘤样增生和肺原位腺癌均属于惰性状态，不会转移，经过手术切除后，其治愈率可高达100%。因此，如果有患者朋友在检查中发现了疑似原位癌的结节，请不要太过担心，应积极配合医生治疗，争取达到治愈的效果。

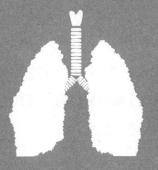

症状篇

解开身体的秘密：哪些症状可能是肺癌

　　现代人由于生活压力越来越大，环境污染越来越严重，再加上遗传等因素导致肺癌的发病率不断升高，患者年龄越来越低，临床上时常见到平时不抽烟不喝酒的年轻人突然查出肺癌。由于一些人对自身健康盲目自信，认为体检不重要，甚至逃避体检，导致发现肺癌的时候已经错过了最佳的治疗时间。年轻人发作肺癌的症状不典型，更应该提高警惕，因此在出现以下症状的时候千万不要疏忽大意，应及时到医院进行诊治。

咳嗽伴随低热，异常消瘦

　　年轻人，特别是有吸烟史、时常加班通宵熬夜、压力大的上班族，如果突然出现咳嗽并一直持续，伴随（无缘由）低热，短时间内突然消瘦，要提防肺癌的可能性。但在考虑肺癌之前，要注意肺结核、血液系统疾病伴发肺部感染等疾病，它们也有相似症状，并且可能性比肺癌高。同时，一些女性在过度减肥期间可能会忽略上述症状。需要注意的是，**癌性咳嗽伴随低热的患者表现为面色晦暗、眼睛没有神采、恶性消瘦，特别是已经停止节食减肥后体重仍持续性下降，如果再伴随有咯血的症状，则十有八九是肺部恶性肿瘤。**

突发性痰中带血：持续反复出现

痰中带血是最常见的肺癌早期症状。很多肺癌患者就是由于痰中带血被发现的，特别是中心型肺癌（位于肺门附近，是指发生于支气管、叶支气管及肺段支气管的肺部恶性肿瘤），咯血经常出现在病程的较早期。肺癌咯血一般出血量不会很大，大部分是痰中带有少量血液，血液如果带有一些其他物质，如肉状物质，则更需要及时去医院检查。由于痰中带血是呼吸科的常见症状，因此需要正确判断肿瘤的可能性。首先，需要排除口鼻处出血的可能，如果平时有鼻炎或者口腔问题时，须先排除这些部位出血的可能性；其次，如果咳出的血液是咖啡色，并伴随胃部不适，则需要先做胃部检查，看看是否来源于胃部。

脖子突然出现小疙瘩

平时生活习惯良好，不吸烟，也没有长时间接触工业粉尘、化学物品的朋友，如果脖子上突然出现小疙瘩而没有其他症状，需要仔细辨别一下疙瘩的手感。如果疙瘩体积较小，活动性很好，摸着是可以滑动的，且与周围的肌肉组织没有明显的粘连，则很有可能是良性的。**肺癌淋巴结转移时，结节的特点为质地比较坚韧，有时候会和周围的组织有粘连，很难推动，在体积很小的时候，一般不会有明显的压痛感。**如果近期没有口腔炎症、咽喉肿痛、牙痛、感冒的情况，当颈部出现有上述特点的肿大淋巴结时，需要警惕肺癌的可能性。

胸痛

肺癌患者约有半数会发生胸痛，特别是周围型肺癌（指起自三级支气管以下，呼吸性细支气管以上的肺癌），胸痛可能成为其首发症状。**胸痛常固定在病灶附近，主要是由于癌组织浸润胸膜导致的。早期主要表现为间歇性的隐痛不适，体位改变、深呼吸或咳嗽会使胸痛加剧。**因此，在出现不明原因的固定部位胸痛时，需要及时入院检查。

手指末端肿大

手指末端肿大形似鼓槌，医学上称为杵状指。这种杵状指多见于慢性呼吸道疾病，是由于长时间缺氧导致的手指末端软组织增生，**有部分肺癌患者在出现肺癌高相关性症状之前就会发生杵状指。**因此，如果没有呼吸道疾病史，发现手指末端突然膨大，需要当心可能是带有内分泌性质的肺癌组织分泌的激素导致的。

⊕ 结语

希望患者朋友们在日常生活中警惕身体的异常症状，当发现以上情况时尽快到医院检查，如果胸部 CT 没有相关病灶，则基本可以排除肺癌的可能性，如果发现团块阴影，则需进一步进行有创检查。

肺癌的早期症状？
70% 以上的早期肺癌无任何症状

肺癌的早期症状这个话题非常热门，搜索网上各种平台，有关肺癌早期症状的文章有好几十篇，但大部分文章不靠谱。比如说网络上搜索到的这些文章："肺癌患者早期十大症状""肺癌早期的八大症状""肺癌的七大早期症状及预防肺癌早期的 8 个信号"等。有些文章干脆把概念都搞错了，比如把肺癌的肺外症状（肺外症状是肺癌对其他系统作用引起的综合征，受累系统包括内分泌系、神经肌肉、结缔组织、血液系统等）也列为早期症状，但其实当出现肺外症状时，一般病变已较晚，比如把声音嘶哑也列为早期症状，而声音嘶哑是典型的晚期肺癌症状，是因肿瘤侵犯喉返神经所致。为纠正这些错误，以免误导病友，有必要详细谈谈到底哪些症状或哪些特征性征兆提示早期肺癌。

肺癌的早诊早治非常重要，决定了患者是否能治愈。数据显示，早期肺癌的治愈率达 70% 以上，而晚期肺癌治愈率则基本等于零。70% 以上的早期肺癌无症状，早期肺癌的无症状期短则数月，长则几年，因人而异，此时患者很少就医，所以临床上很难发现，这样导致大部分肺癌患者在被检查出来的时候已经是中晚期，所以大家也相当关心肺癌到底有哪些早期症状。了解和掌握肺癌的早期征兆和症状，可以及时引起大家重视并做相应的检查。

早期肺癌往往无特异性症状，部分肺癌即使出现早期症状，也只是咳嗽、胸痛或痰中带血这三种一般的呼吸道症状，常与感冒、支气管炎、肺炎等常见病相混淆，很难引起患者的注意。那么在这些早期症状中，有哪些特征性征兆提示早期肺癌呢?

❤ 久治不愈的咳嗽

很多有特殊表现的咳嗽，要高度怀疑早期肺癌。比如顽固的刺激性干咳，与平时慢性支气管炎的咳嗽不同，这种刺激性咳嗽经常规抗生素治疗不能减轻，是肺癌早期常见的症状。《美国胸科杂志》(*Chest*) 上的一项研究发现，近七成的肺癌患者在正式确诊时有慢性咳嗽症状。可以毫不夸张地讲，**咳嗽通常是肺癌的唯一早期症状。突然出现原因不明的干咳且抗炎治疗无效，或原有的慢性咳嗽突然发生性质改变，要警惕早癌。**

❤ 无放射性的胸痛

肺癌早期胸痛较轻，会出现胸部闷痛、隐痛，无放射痛，不同患者部位不一，与呼吸的关系也不确定。如胀痛持续出现，提示肺癌可能有累及胸膜。

❤ 量少的痰中带血

痰中带血也是肺癌最常见的早期症状，特别是起源于支气管内膜上皮的肺癌或中央型肺癌，最早的症状很可能是少量痰中带血，这也是最常见的肺癌早期症状。**早期肿瘤生长时可导致毛细血管破裂，会有少量出血，往往与痰混合在一起。部分肺癌患者就是因痰中带血而被发现的。特别是中心型肺癌，咯血常出现在病程的较早期，血量不多，质鲜红或与泡沫混为一体。早期肺癌很少发生量大的咯血。**

肺癌已经成为我国第一大癌症，发病率、死亡率双率第一。我国肺癌发病率正以每年26.9%的速度增长。与发达国家约达70%的肺癌治愈率相比，目前我国肺癌总治愈率不到20%，这是由于70%以上的肺癌早期无症状或症状不明显，而公众对肺癌早期发现意识不足和早期肺癌筛查不普遍造成的。据统计，近八成肺癌患者发现时已经是中晚期，整体现状不容乐观。

因此，除了重视肺癌的早期症状外，更应该重视肺癌筛查。**对于肺癌高危人群来说，建议每年做一次低剂量螺旋CT，可以在常规体检套餐中要求加做低剂量螺旋CT进行肺癌筛查，自付差价。切莫小瞧这样一个小小的步骤，它可以让肺癌预防和早诊提前一步。**

颜色不一样的烟火
——久治不愈的咳嗽，当心肺癌

咳嗽是什么？咳嗽是一种呼吸道的常见症状，是由于气管、支气管或胸膜受炎症、异物、物理或化学性刺激所引起，从本身来讲是一种保护机制，具有清除呼吸道异物和分泌物的作用，表现为：先是声门关闭、呼吸肌收缩、肺内压升高，然后声门张开，肺内空气喷射而出，通常伴随声音。

咳嗽可能是大多数人眼中的"小毛病"，并不是只有肺癌会出现咳嗽，很多疾病也会有咳嗽症状，这一症状很容易与感冒、支气管炎、肺炎等常见病、多发病相混淆，很难引起患者的注意。一旦咳嗽了，认为可能就是感冒了着凉了，吃点药或者挺挺也就过去了。没错，大多数咳嗽的确是轻微上呼吸道感染（也就是感冒）的表现，可不治而愈。但如果咳嗽持续几周以上不见好转，甚至逐渐加重，出现痰中带血、胸痛等症状，就必须要引起重视，警惕肺癌可能。

1. 久治不愈的咳嗽。如经抗感染治疗 2 周后无改善，应警惕肺癌的可能。

2. 刺激性干咳。咳嗽为肺癌必有的症状，并且是大部分患者的首发症状。由于肺癌多在支气管上生长，刺激性强，故易产生咳嗽，而且多为刺激性咳嗽。

3. 在原有慢性咳嗽基础上出现咳嗽性质改变，甚至伴有"气管鸣""气短"应予注意。

4. 肺癌的另一警惕信号是间断性反复少量咯血、咳痰，或痰中带血丝。

5. 突然出现原因不明的干咳且抗炎治疗无效。

总之，咳嗽通常是肺癌的唯一早期症状。出现久治不愈的咳嗽或者其他特殊性的咳嗽，要警惕早期肺癌。

痰中带血切莫大意，当心是肺癌早期症状

痰中带血是各种胸部疾病中的常见症状，也是胸外科门诊接诊患者时的常见主诉。这些患者在一阵阵咳嗽之后，吐出的痰中，或带血丝、血点，或是全血痰，或是暗红，或是鲜红，免不了要引起惊慌和恐惧。什么是痰中带血？什么原因可引起痰中带血？痰中带血是肺癌的早期症状吗？这些大家最关心的问题，本文为您详细解说。

什么是痰中带血？医学上的痰中带血是指痰液中混合有鲜红色或暗红的血液。痰中带血或咯血是指喉部以下呼吸道或肺血管破裂，气管、支气管及肺实质出血，血液经咳嗽由口腔咯出的一种症状。痰中带血丝或小血块，多由于各种原因导致的黏膜或病灶毛细血管渗透性增高或破裂，血液渗出所致。

有些患者在陈述病情时会说："医生，我痰中带血。"其实，在他们当中，有些患者并不是咯血。一旦出现经口腔排血，究竟是口腔、鼻腔、上消化道的出血还是咯血，是需要医生仔细鉴别的。个别患者所陈述的咯血，可能仅仅是牙龈炎少量渗血混在口水中一起吐出。临床上也曾因此而闹出过笑话。

❤ 痰中带血的原因主要有哪些

1. 肺部肿瘤

发生于气管、支气管、肺脏的肿瘤。

2. 肺源性疾病

如肺结核、肺炎、肺脓肿、肺囊肿等。

3. 支气管疾病

如慢性支气管炎、支气管扩张、支气管内膜结核、支气管异物等。

4. 心肺血管疾病

如肺淤血（慢性心功能不全、二尖瓣狭窄）、肺动静脉瘘、肺动脉高压、肺栓塞等。

5. 全身性疾病和其他原因

如急性传染病、血液病（如血小板减少性紫癜、白血病等）、结缔组织病（系统性红斑狼疮、类风湿关节炎、干燥综合征等）、系统性血管炎等。

在以上数十种病因中，最常见的病因分别为肺癌（30%）、支气管扩张（20%）、肺结核（20%）这三种。

引起痰中带血的疾病非常之多，既有上呼吸道的原因，也有下呼吸道的原因，也可能因其他系统疾病引起。因此，出现痰中带血，既不用过于恐惧，也不能掉以轻心。要结合自身其他伴随症状做相应的就诊选择，及早就医，特别是要及时筛查，排除早期肺癌。

痰中带血也是肺癌最常见的早期症状，特别是起源于支气管内膜上皮的肺癌或中央型肺癌，最早的症状很可能就是少量痰中带血。

因此，痰中带血切莫大意，当心是肺癌早期症状。

肺癌晚期有哪些症状？还能治疗吗

肺癌是当今世界对人类健康与生命危害最大的恶性肿瘤。我国是肺癌大国，目前肺癌发病在男性中位居恶性肿瘤第一位，在女性中，仅仅次于乳腺癌，位居第二。从死亡率上看，肺癌在男性、女性中都高居第一。据估计，今后我们国家每年将会有将近 100 万人死于肺癌。肺癌之所以死亡率这么高，主要在于该疾病在人群中的发病率高，患者数量多，再加上很多患者在发现疾病时已是中晚期了，错过了治愈的最好时机。

肺癌晚期有哪些症状

1. 呼吸功能受损

人的支气管会被肿瘤阻塞，正常的肺泡囊腔不再存在。肿瘤占据了肺的大部分，会严重影响肺的呼吸功能。

2. 疼痛

晚期的癌症都会伴随着剧烈的疼痛，肺癌尤其如此，因为肺部所处的胸腔是一个复杂的空间，由壁胸膜、肌肉、肋骨、脂肪所构成的胸壁，将肺部的大部分表面包围。肿瘤侵入胸壁的任何一个地方都会引发剧烈的疼痛；此外，来自颈部和控制上肢的神经也要从胸壁经过，受到肿瘤的连累，此时上肢也会出现疼痛和乏力的症状。

3. 吐血

肺癌晚期患者出现吐血的症状，是因为肺癌细胞扩散后，肺部细小血管破裂。如果吐血多了，就会影响到身体其他脏器，导致其他脏器出现功能衰竭的现象，最终可导致死亡。肺癌晚期出现吐血，如果经过治疗，出血点得以控制，出血量不大，对生命没有太大影响，存活时间会较长。如果突然出现大出血，容易出现窒息、休克而危及生命。

4. 水肿

肺癌晚期的患者，面部和颈部往往会出现水肿现象，这是因为胸壁一侧经过一条上腔静脉，将上肢和颈部的血液回流心脏，当肿瘤侵及纵隔右侧，压迫上腔静脉，就会使颈静脉血液回流不畅，引起面、颈部水肿。

5. 气促

发生区域性扩散的肺癌患者几乎都有不同程度的气促。肺癌晚期时，肿瘤会阻隔淋巴结，让心肺产生的组织液无法正常回流，积聚在胸腔形成胸腔积液，从而导致气促的出现。

6. 转移

肺癌晚期如果不加以控制，会向全身扩散，侵袭其他脏器，最重要就是脑和肝脏，会完全妨碍人的正常生活，甚至危及生命。

应该如何护理肺癌晚期患者

1. 止疼

对于出现剧烈疼痛的肺癌患者应尽量满足他们的止痛要求，以提高其生活质量，不要害怕麻醉止痛剂的成瘾性。

2. 锻炼身体

锻炼身体肯定对肺癌患者有益处，对于可以轻微活动的肺癌患者，可陪他们慢走、散步、活动筋骨，以不过度为要。

3. 注意饮食

肺癌晚期患者的饮食护理非常重要，此时患者抵抗力差，需要合理进食。患者适合吃清淡有营养的食物，以肉粥、鱼粥、蛋粥、薏苡仁粥、百合粥、枸杞粥等各种粥类、汤类为主，配合水果、新鲜蔬菜，有助于消化。此外，如果患者体重明显下降，可以增加进食量或进食次数，多吃甜食、奶、蛋类食物，增加身体热量。

4. 注意心理疏导

肺癌晚期患者大部分都比较消极，此时需要家属及护理人员多沟通多安慰，降低患者对死亡的恐惧。同时，家属可以多给患者爱抚、拥抱以及心灵沟通，满足患者心理上对亲情的渴望，帮助患者拥有积极乐观的生活态度（注意：不管早期肺癌还是晚期肺癌，都是不会传染的，所以家属们要走出误区，多与患者沟通交流和接触，帮助疏导患者内心的焦躁和恐慌）。

5. 注意清洁

如果患者处于长期卧床状态，则需每天帮助其擦身翻身，擦洗按摩，可以适当用一些消毒液比如酒精，擦在患者身体上，防止生疮。

6. 帮助排痰

如咳嗽有痰，应鼓励肺癌患者自行咳出，对于排痰困难者，可拍背助其排痰，必要时辅以吸痰器，休息睡眠时，应注意头偏向一侧卧位，以防痰涎窒息。

7. 补充营养

对食欲不振、消化不良的患者可补充 B 族维生素及消化酶、益生菌制剂等。对于经口正常进食不能满足营养需要的患者，可使用营养补充品（如肠内营养制剂、多种维生素和微量元素制剂），每日 1～2 杯肠内营养液可改善营养不良，预防白细胞降低。

 肺癌晚期还能治疗吗

能！抗癌明星"王老师"在 2003 年就被诊断出肺癌晚期，但她凭着不服输的勇气和乐观的心态积极配合医生治疗，经过多次放疗、化疗及靶向治疗，已经带瘤生存 17 年了，所以，肺癌晚期并不一定宣告生命的终结，患者朋友们应该拿出勇气，积极与肿瘤作斗争！

肺癌晚期有哪些治疗方法

1. 放射治疗和化学治疗（俗称放疗、化疗）

放疗、化疗是这个时期主要的治疗方法，但是副作用比较大。

2. 手术

近年来，中晚期肺癌的手术治疗有了重要进展，部分中晚期肺癌患者（局部晚期）也是能够手术的，有一定的治愈的机会。

3. 靶向治疗

通过特定的靶向药物阻断癌细胞的信号传导，从而阻止癌细胞的生长，这种治疗被形象地称为靶向治疗。也就是说，靶向药物能像子弹一样，瞄准靶点，精准地与靶点结合，锁住靶点，从而抑制住肿瘤。晚期肺癌的治疗，伴随着靶向治疗方案的日渐成熟和进展，在向着慢病管理的理念方向迅速发展。相比于韩国晚期肺癌 19.3 个月、日本 27.2 个月的患者中位生存期（又称为半数生存期，表示有且只有 50% 的个体可以活过这个时间）数据相比，中国肺癌的治疗水平已与国际持平。与此同时，由于靶向治疗是针对明确的致癌靶点，使肿瘤细胞特异性死亡而不杀灭正常细胞，患者在获得良好治疗效果的同时，治疗毒副作用小，生活质量得到了极大提升。

4. 免疫治疗

目前证明有效的肺癌的免疫治疗，就是使用"免疫检查点抑制剂"（包括 PD-1、PD-L1、CTLA-4 抑制剂等）进行治疗。其他免疫疗法，包括在其他癌种里展现效果的 CAR-T 等，对肺癌都还没有证明疗效。目前美国食品药品监督管理局（Food and Drug Administration，FDA）针对肺癌批准上市的免疫药物有三种，分别是 PD-1 抑制剂 Nivolumab、PD-1 抑制剂 Pembrolizumab，和 PD-L1 抑制剂 Atezolizumab。

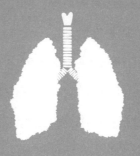

检测篇

肺癌体检筛查该做什么：胸片还是 CT

随着年龄的增长，人类罹患某些疾病的机会也在增加。这些疾病大都是早期没有明显症状，但往往有严重的后果，肺癌就是其中之一，肺癌是目前对人类健康及生命危害最大的恶性肿瘤之一，在很多国家肺癌已成为肿瘤患者的第一大死因，我国是其中较为突出的国家之一。对于早期肺癌而言，以手术切除为主的综合治疗可使患者的 5 年生存率达到 70% 甚至更高。但不幸的是，有相当部分的患者在初次确诊时已属中晚期肺癌，所以，早发现、早治疗，是提高肺癌治疗效果的重要途径和方法。专家建议体检频率至少每年一次，那么我们去医院进行健康检查，特别是肺癌分筛查，需要做哪些项目呢？

在国内的大部分城市，**我们目前的常规筛查手段主要是胸部的 X 线片，但是 X 线片很难发现早期肺癌，其漏诊率高达 20%，这意味着差不多 5 个患者中就有 1 个漏诊**，所以我们需要一种精确性更高的检查方法。

目前，国际上公认的个人辐射安全剂量限值为 20 毫西弗 / 年，做一次 CT 检查的照射剂量根据部位和机器有所不同，一般平均为 10 毫西弗 / 次，胸部更多，所以，频繁的 CT 检查会对人体造成伤害。低剂量螺旋 CT，是指基于能够检测到肺部小结节的最低扫描范围和放射浓度的 CT 检查技术（也就是用很少的 X 线剂量达到同样的效果）。这项技术有效地解决了常规 CT 辐射剂量过多的问题，也保证了肺部疾病的检出率。在发达国家，低剂量螺旋 CT 已替代 X 线胸片，成为肺癌筛查的标准手段。相对传统的 X 线胸片而言，低剂量螺旋 CT 对早期肺癌微小结节的敏感性更高，有效地减少了早期病灶的漏诊。

　　低剂量螺旋 CT 贵吗？肯定比胸片贵，根据医院等级的不同，胸部低剂量螺旋 CT 的费用大概在 300 ~ 500 元。但少量的花费会换来可观的效果，在可能的情况下，我们还是建议大家，**特别是 40 岁以上的朋友，每年至少做一次胸部低剂量螺旋 CT 检查。**

肺癌相关的肿瘤标志物有哪些？
检测肿瘤标志物有何作用

肿瘤标志物是指肿瘤细胞在生长、发展甚至迁移的过程中产生并释放到人体的化合物或机体本身对肿瘤细胞做出反应所产生的物质，它们具有一定的特异性。当机体产生肿瘤时，血液、细胞、组织或尿液等体液中的某些肿瘤标志物就可能会相应地升高。肿瘤标志物分为很多种，有的只存在于胚胎组织而不存在于成年个体中；有的在肿瘤患者体内含量远超于正常人。它们的存在或是含量的改变可以提示肿瘤的性质，从而帮助医生了解肿瘤的发生及细胞功能，从而对肿瘤的诊断、分类、预后判断和治疗提供一定的指导帮助。肺癌相关的肿瘤标志物有哪些？它们有什么作用？

癌胚抗原（CEA）

CEA 在正常人体内含量很低，基本不会被测出，它是一种很重要的肿瘤相关抗原，70%～90% 的结肠癌患者在检测时都会出现高阳性现象，CEA 在其他恶性肿瘤中同样具有提示作用，在肺癌中其阳性率约为 56%～80%。CEA 在胃液、唾液以及胸腹水的检测中阳性率会更高，因为这些环绕在肿瘤附近的液体中可能会比血液更早地出现 CEA。一般来说，CEA 的正常参考值为 0～5 ng/ml。

CEA 测定主要用于指导各种肿瘤的治疗及随访效果，对肿瘤患者血液或其他体液中的 CEA 浓度进行连续观察，能对病情判断、预后及疗效观察提供重要的依据。**CEA 对肿瘤术后复发的敏感度极高，可达 80% 以上，往往早于病理检查及影像学检查。大量临床实践证实，患者术前 CEA 浓度能明确预示肿瘤的状态、存活期及有无手术指征等。术前 CEA 浓度越低，说明病期越早，肿瘤转移、复发的可能越小，其生存时间越长；反之，术前 CEA 浓度越高，说明病期较晚，难于切除，预后差。**

在对恶性肿瘤进行手术切除时，连续测定 CEA 将有助于疗效观察。**手术完全切除的患者，CEA 一般在术后 6 周就恢复正常；术后有残留或有微转移灶的患者，CEA 的含量会下降，但不恢复正常；手术无法完全切除而只能进行姑息治疗的患者，CEA 含量一般会持续上升。CEA 的浓度也能较好地反映放疗和化疗的效果。一般来说，只要 CEA 浓度能随治疗而下降，则说明治疗有效；若治疗后其浓度不变，甚至上升，则必须更换治疗方案。**

需要注意的是，吸烟人群 CEA 的含量也会稍微升高。同时，一些良性疾病也会影响 CEA 的含量，比如当患者患有胰腺炎、直肠息肉、溃疡性结肠炎、胃炎、消化性溃疡病、慢性阻塞性肺疾病、肺部感染等各种急慢性炎症时，CEA 也会升高。不过，这些良性疾病一般只会导致 CEA 轻到中度升高，一般都小于 $20\mu g/L$——如果在体检中发现 CEA 高得实在离谱，几百、上千的高，那还是需要提高警惕，尽早进行其他检查。

细胞角蛋白 19 片段（CYFRA 21-1）

CYFRA 21-1 是最有价值的判断非小细胞肺癌的肿瘤标志物，尤其是对于鳞状细胞癌患者来说，CYFRA 21-1 对早期诊断、疗效观察和预后监测都

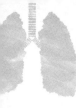

有重要意义。CYFRA 21-1 在肺鳞癌中阳性率约为 70%，肺腺癌阳性率约为 60%，大细胞肺癌阳性率约为 75%。**如果肿瘤治疗效果好，CYFRA 21-1 的水平会很快下降或恢复到正常水平，在疾病的发展过程中，CYFRA 21-1 水平的变化常常早于临床症状和影像学结果的改变。**CYFRA 21-1 对于肺癌与良性肺部疾病（肺炎、结核、慢性支气管炎、支气管哮喘、肺气肿）的鉴别特异性比较好，其正常参考值为 0.10 ~ 4 ng/ml。

神经元特异性烯醇化酶（NSE）

NSE 被认为是监测小细胞肺癌的首选标志物，NSE 在小细胞肺癌中阳性率约为 91%。在缓解期，80% ~ 96% 的患者 NSE 含量正常，如 NSE 水平升高，则提示患者很可能复发小细胞肺癌。小细胞肺癌患者首轮化疗后 24 ~ 72 小时内，由于肿瘤细胞的分解，NSE 可能会出现一过性升高。因此，NSE 是监测小细胞肺癌疗效与病程的有效标志物，并能提供有价值的预后信息。NSE 的正常参考值约为 0 ~ 16 ng/ml。

鳞状细胞癌抗原（SCC）

SCC 是一种特异性很好的肿瘤标志物，并且它是最早用于诊断鳞癌的肿瘤标志物。SCC 在肿瘤细胞中参与肿瘤的生长，它对于所有鳞状上皮细胞起源的恶性肿瘤都有一定的诊断和监测的作用。在这些肿瘤患者的血清中，SCC 会升高，且浓度会随病期的加重而继续升高。临床上可以用 SCC 监测这些肿瘤的疗效、复发、转移以及评价预后。

SCC 可辅助诊断肺鳞癌。在肺鳞癌患者中，SCC 的阳性率约为 46.5%，其水平与肿瘤的进展程度相关。同时，SCC 还可预测食管鳞癌和鼻咽癌，阳性率随病情发展而上升，对于晚期患者，其灵敏性可达 73%。SCC 正常参考值一般低于 1.5 mg/L。

癌抗原 125（CA125）

CA125 主要存在于卵巢组织中，上皮性卵巢癌患者的 CA125 水平会明显升高。卵巢癌中 CA125 升高的阳性率约为 70% 以上，而在肺癌中其阳性率约为 44%。需要注意的是，一些良性疾病如子宫内膜异位症、盆腔炎、卵巢囊肿、胰腺炎、肝炎、肝硬化的患者，甚至是怀孕早期的正常孕妇，CA125 也会升高，所以需要与恶性肿瘤患者仔细鉴别。

铁蛋白（SF）

铁蛋白水平的升高可发生于急性白血病、肺癌、结肠癌、肝癌和前列腺癌等肿瘤中。检测铁蛋白含量对肝脏转移性肿瘤有诊断价值，76% 的肝转移患者铁蛋白含量高于 400μg/L。SF 的正常参考值为男性：30～400μg/L，女性：13～150μg/L。

血清中肿瘤标志物的水平一般与恶性肿瘤的生长、发展、消退、复发等状态具有良好的相关性，因此测定血清中肿瘤标志物的水平，可以在一定程度上帮助医生进行高危人群的筛查、鉴别肿瘤种类和临床分期、监测肿瘤的复发和判断预后、检测肿瘤的疗效以及更精准地进行个体化医疗。但由于肿瘤标志物的检测会存在"假阳性"或"假阴性"的结果，因此，如果发现肿瘤标志物水平异常需提高警惕，及早到正规医院进行全面检查，以确诊或排除各种可能存在的疾病。

早期肺癌筛查真有那么难？
循环肿瘤细胞检测可鉴别肺部结节

循环肿瘤细胞（CTC）检测技术的发展，让肺癌早期筛查手段有了划时代的进步。只要抽一点血，对肺癌的检测敏感度就可达到 80%，而特异性高达 88%。**循环肿瘤细胞检测和胸部低剂量螺旋薄层 CT 配合起来，可谓是珠联璧合，成为肺部小结节和早期肺癌筛查的利器。**

肺癌在中国发病率高和死亡率都很高，是当之无愧的第一大肿瘤。目前我国肺癌的发病率和死亡率依然在上升，给人群健康造成极其严重的威胁。而导致患者高死亡率最关键的原因是无法早期发现肺癌，当患者出现症状到医院就诊时，高达 60%～70% 的患者已经出现晚期转移，到了无法手术的阶段。

低剂量螺旋 CT 是当前肺癌筛查的主要手段。筛查发现，约四分之一的筛查人群中肺上有小结节，而这部分患者中仅 4%～7% 为肺癌，换言之，目前最困扰医生的是，如何从成千上万的肺部结节中鉴别出早期肺癌。

低剂量螺旋 CT 捕捉到了肺部的小结节，但想要定性非常困难：这些小结节，大小不一、新旧交替、种类复杂，多无特征。一般小结节的恶性率只有 4%，大多需要 3 个月、6 个月甚至至少 3 年的随访检查才确认，这对受检者来说是一种辐射伤害。而且这样频繁随访，受检者更可能由此产生焦虑情绪。

我们一直希望能通过简单的方法实现肺癌的早期诊断。在癌症诊断与治疗中，医生通常是利用活组织检查来进行确诊并跟踪治疗效果。这种方法不仅会给患者带来创伤，而且价格昂贵，循环肿瘤细胞检测打破了这一僵局。循环肿瘤细胞检测是存在于癌症患者血液循环系统中的游离癌细胞，被认为是癌症生长、转移的一个重要因素。近几年的研究发现，外周血循环肿瘤细胞检测可用于实时、无创地进行组织学鉴定，可能成为肺癌早期诊断、复发检测、疗效评估的一个重要手段。

另外，可喜的是，国家食品药品监督管理总局（CFDA）最近也批准了首个肺癌循环肿瘤细胞检测——靶向PCR、CTC检测技术正式应用于临床。批准的临床用途也包括了对尚未确诊的肺癌疑似患者进行辅助诊断。

基因检测（液体活检）靠谱吗？
哪些肺癌需要做基因检测

近年来，"基因检测"这个词汇，频繁出现在我们的生活当中。越来越多的人开始通过基因检测的方式，来了解自己的身体状况，预防疾病，规划健康。同时，也有很多人对这项新兴的技术，充满了未知与好奇。基因检测究竟是什么？肺癌要做基因检测吗？哪些肺癌需要或适合做基因检测？这是本文需要解决的问题。

基因检测是通过血液、其他体液或细胞对遗传物质（DNA、RNA）进行检测的技术，是取被检测者脱落的口腔黏膜细胞、血液或其他组织细胞，扩增其基因信息后，通过特定设备对被检者样本中的遗传物质信息做检测，分析它所含有的各种基因或基因突变的情况。

人体肿瘤千差万别，即使是同一类的肿瘤，治疗效果和方法也应因人而异，这种因人、因病而采取的不同疾病治疗方法被称为"个体化治疗"。在癌症治疗过程中，只有同病异治，因人而异，实施个体化治疗，才能针对不同类型的患者，选择合适他们的药物。因此，临床上检测肿瘤中特定基因的扩增或突变或表达情况，能针对性地为每位患者量身制定一套最适合的治疗方案。

虽然吸烟、环境污染等因素在肺癌的发病中占有重要的作用，但是基因突变还是占据着主要作用。**医学研究证实，肺癌的发生是因为体内几十种基因（包括癌基因、抑癌基因等）发生突变的累积，加上环境致癌因素的刺激**

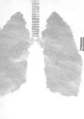
造成。 2017 年发表在权威杂志《Science》上的一篇文章指出，肺癌的发生 33.4% 来源于体细胞的随机突变，66.1% 来源于环境因素，而只有 0.5% 来源于遗传因素。而随机突变的意思就是我们通常所说的"运气"，通俗地说，即使你的生活非常健康，也有可能因"运气"不好患上肺癌。

肺癌化学药物治疗经过数十年的发展，虽然多次更新换代，但是目前已经进入了瓶颈期，总体效果提升非常有限。直到靶向治疗药物的出现，才为肺癌的治疗带来了曙光。目前最广为人知的是，吉非替尼片、盐酸厄洛替尼片或盐酸埃克替尼片等 EGFR-TKI 药物的使用使得肺腺癌的治疗效果大大提高了。这些药物的主要作用原理是以肺癌细胞表面的人表皮生长因子受体（EGFR）为靶点发挥抗癌作用。

为什么肺癌靶向治疗前需要做基因检测

虽然靶向治疗药物的出现为肺癌的治疗带来了曙光，但在靶向药物最初应用于肺癌治疗的时候，却一路坎坷：国际权威的研究（First-SIGNAL 研究）显示靶向治疗联合化疗与单独化疗相比并不能增加疗效；此外 ISEL 研究显示，就算是与安慰剂相比，靶向药物也不能延长患者的生存期。这些研究几乎断送了肺癌的靶向治疗药物。但细心的研究者发现一个奇怪的现象，靶向治疗药物对西方人群几乎无效，在东方人群中却显现出了神奇的效果，可明显延长生存期。最终科学家通过基因检测找到了其中的原因，原来在中国人群中人表皮生长因子受体突变的概率约为 40%，而美国仅为 2% ~ 10%，进而通过临床试验（IPASS 研究）证实靶向药物治疗对于存在人表皮生长因子受体突变人群的生存获益完胜化疗。

近年来兴起的以抗 PD-1 药物为代表的免疫治疗也是肺癌治疗领域的一项重大突破。其作用原理是通过阻断肿瘤细胞 PD-1/PD-L1 信号通路激活人体本身的免疫细胞"T 细胞"恢复抗癌能力，进而将肿瘤细胞杀死。而这一治疗要发挥作用还需依赖基因检测技术，确定肿瘤细胞表面 PD-L1 的表达情况。在一项研究中显示，对于 PD-L1 表达 > 1% 的肺癌患者而言，抗 PD-1 药物与化疗药物比较并无显著优势；而另一项研究（KEYNOTE-024 Ⅲ 期临床试验）发现，在 PD-L1 表达 ≥ 50% 的肺癌患者中使用抗 PD-1 药物（帕母单抗）的疗效显著优于化疗。因此，著名的 NCCN 指南也推荐抗 PD-1 药物（帕母单抗）作为一线治疗药物应用于 PD-L1 表达 ≥ 50% 的肺癌患者。

如果说靶向治疗或免疫治疗是治疗肺癌的新型武器，那么基因检测就是这件武器的瞄准器。没有瞄准器的打靶是盲目的，肯定是打不准的，而缺了基因检测的靶向治疗或免疫治疗，其治疗效果也会大打折扣。

♥ 那么，究竟哪些肺癌患者需要进行基因检测呢

首先，基因检测的主要目的是指导靶向治疗，凡是考虑使用靶向治疗的人群均需要进行基因检测。虽然目前有一些基因检测指导化疗药物选择的研究报道，但仍缺乏高质量的临床证据，需谨慎对待。根据 NCCN 指南的推荐，晚期肺腺癌的患者需要进行基因检测指导靶向药物的选择。

而对于早中期肺癌患者，首选的治疗方式是手术治疗结合术后辅助治疗的综合治疗模式。目前尚无证据证明 Ⅰ 期肺癌术后靶向治疗能否获益。最近，中国学者吴一龙教授进行的一项高质量临床研究显示 Ⅱ ～ Ⅲ 期人表皮生长因子受体突变阳性的肺癌患者能从术后靶向治疗中获益，且显著优于术后

辅助化疗。**因此，推荐Ⅱ～Ⅲ期肺腺癌患者术后进行基因检测以指导下一步辅助治疗的用药。**

由于肺鳞癌的患者人表皮生长因子受体突变率低约为 2.7%，且有人表皮生长因子受体突变的肺鳞癌患者对 EGFR-TKI 靶向药物的敏感性也不如肺腺癌，目前尚无人表皮生长因子受体突变阳性肺鳞癌患者能从 EGFR-TKI 靶向药物治疗中获益的临床证据。因此，不推荐所有肺鳞癌患者进行人表皮生长因子受体的基因检测，虽然如此，对于部分晚期肺鳞癌患者进行基因检测仍然有意义。根据癌症基因图谱 178 个肺鳞癌样本中 96% 具有基因组异常，目前已有雷莫芦单抗与耐昔妥珠单抗两种靶向药物被批准联合化疗药物用于肺鳞癌的治疗。此外，肺鳞癌患者还可以进行 PD-L1 的基因检测，以判断有无机会使用抗 PD-1 的免疫治疗药物。

❤ 患者对靶向治疗药物耐药后，是否需要再次进行基因检测呢

答案是肯定的。靶向药物的耐药也是基因突变在作祟。在肿瘤治疗过程中，基因突变情况是会发生变化的，因此，在理论上，进行每一阶段的靶向治疗前，均需进行基因检测指导药物选择。研究表明，约 50% 的 EGFR-TKI 耐药患者存在 T790 突变，而使用三代靶向药物药物奥希替尼片（AZD9291）能有效克服这种耐药。

总之，打算使用靶向治疗或应用免疫治疗药物的人群，均是基因检测的合适人群。这就好比打靶，基因检测就是针对靶点的"瞄准器"。

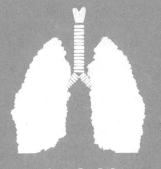

治疗篇

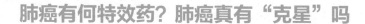

肺癌有何特效药？肺癌真有"克星"吗

得了肺癌，是非常不幸的事。但肺癌有克星吗？治疗肺癌有秘方、有特效药吗？在这里，我们可以确切地告诉大家，所有关于完全治愈癌症的广告都是骗人的！特别是中药、食疗或各种偏方。除了早期肺癌可以用手术刀完全切除癌细胞外，这个世界没有任何一种药物或者机器能根治肺癌。

肺癌能不能治愈，主要看分期。除了早期肺癌完全切除能根治外，其他的都只是延长生命！中期有点希望治愈，晚期就没什么根治的办法，用什么药物都是缓解症状而已，而且受罪、价格昂贵，效果有限。

有的人会说，他真的见过某某晚期肿瘤患者，服用某某中药，肿瘤竟然痊愈了。也有人可能会说，真有晚期肿瘤患者得知病情后，放弃治疗回家等死，该吃吃该喝喝，几年以后也活得好好的，再检查肿瘤居然不在了。

这种现象有没有？真有！但非常罕见！

人们在与癌症长期斗争的过程中，惊奇地发现，一些患有恶性肿瘤的人，在未曾得到治疗的情况下，也可长期生存，并无症状。有些人的癌症原发病灶甚至会消失，不再复发。医学上称这种患者为"带癌生存者"。这种罕见的幸运人，在8万至10万个癌症者中，才会出现一个，约等于彩票中大奖的概率。

人们希望能从这些死里逃生的幸存者中得到启示——究竟是什么原因使他们所患的癌症不治而愈呢？为了探明癌细胞这种自生自灭的规律，医学家们经过极大的努力，搜集研究了各种癌症自行消退的病史材料，发现癌细胞有以下几个特点：

1. 癌症的自发消退者，以青年和儿童居多。

2. 这些人一般都有过高热的历史，发热原因多为毒素、结核病和肺炎。他们常常在某次发高烧之后，癌肿原发病灶自行消失。

3. 还有一些患者在患过一次病毒性疾病以后，癌肿便缓解或消失了。在肿瘤医院的记录中，有不少癌症患者不治自愈的例子。其中，有迹可循的，高烧就是其中之一。

结合以上几条，癌症自愈的可能原因主要是两个：① 医生初诊肿瘤是误诊。② 由于其他原因，癌细胞自行消亡了。

那么，为什么有的癌症会自然消退呢

其主要原因是人体免疫力增强所致。机体免疫力增强，则癌肿可受到抑制。有人观察到，在癌症自然消退的患者中，大多是性格开朗的人，这是因为性格开朗的人，免疫功能容易增强。这一现象说明人体有可能依靠自身健全的免疫系统控制肿瘤细胞的增殖。在外界某些因素的作用下，可重新"唤醒"癌症患者体内已降低的免疫功能，从而出现了抗癌效应。

总之，癌症发生自行消退的可能性虽有，但比例毕竟太少太少。我们还是应该将注意力更多地放在癌症的治疗上。

近年来出现了癌症治疗的革命性进展——靶向治疗。靶向药物可以算是治疗肺癌的特效药，可以平均延长晚期肺癌 20 个月左右的生存期，但也只是延长生命。不管一代、二代或是第三代靶向药物，也都会在平均 10 个月左右的时候出现耐药，不可能根治。但这些药物显著提高患者生存期是明确的，部分晚期患者在靶向治疗后 5 年甚至 10 年长期带瘤生存！无论个体治疗效果如何，都比等待肿瘤自发性消退靠谱些。

我国 80 个中心的五癌筛查结果显示，肺部筛查可以发现早期肺癌。通过外科手术，直径 < 1cm 的早期肺癌患者治愈率接近 100%。锁定"两高一低"推动肺癌筛查，即在肺癌的高发地区锁定肺癌高危人群，用低剂量螺旋CT 进行筛查，能得到事半功倍的效果。

权威指南建议，对于肺癌高危人群，即 45 岁以上，每天吸烟超过 20 支、连续吸烟超过 20 年，有肿瘤家族史，既往有肺部疾病史，以及长期从事环境与职业暴露的特殊人群如石油化工、水泥煤炭、钢铁和重金属等行业的人，应每年进行肺癌筛查。

肺癌，真的没有什么克星！真要说克星，那就是：及早发现早期肺癌，手术根治！

尽管肺癌听起来很"凶险"，但早期肺癌筛查能让很多人通过手术达到根治目的，因此大家不必恐慌，而是要重视肺癌早期筛查。

肺癌的最佳治疗方案——多学科综合治疗

我国每年有近 80 万人死于肺癌，其中，非小细胞肺癌患者约占 80%。治疗肺癌必须做综合的判断以确定最适合的治疗方案。明确规范化的、指导性的治疗方案，使患者以最经济的花费取得最有效的治疗效果十分必要。在绝大多数情况下，最佳治疗都是以手术为主的多学科综合治疗。

首先，要判断肺癌的类型

肺癌按病理划分为非小细胞癌（NSCLC）和小细胞肺癌（SCLC），两者分别约占肺癌发病总数的 80% 和 20%。非小细胞肺癌又分为肺鳞癌、肺腺癌、大细胞癌等种类；小细胞未分化癌对放疗、化疗较敏感，但容易复发。总体上说，治疗肺癌的最好方法是手术治疗。

其次，要看肺癌的分期

国际上采用统一的标准把肺癌分为Ⅰ、Ⅱ、Ⅲ、Ⅳ四期。其中Ⅰ期和Ⅱ期特点是肿瘤较小，较易切除，并且没有远处转移，可以采用手术结合放、化疗治疗的方法，预后效果较好，有较高的根治率。而Ⅲ期则以手术结合放疗和化疗为主。Ⅳ期肺癌不能开刀，只能采用放疗和化疗。

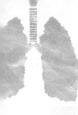

 再次，要看患者的身体状况

主要是检查患者的重要器官，心、肝、肺、肾功能是否正常，是否有糖尿病、心肌梗死等重要的基础疾病。

综合上述整体情况考虑，才能找到最佳的治疗方法。对于不适合手术和放疗的病例，以及手术和放疗后复发或已经有全身转移的病例可以采用化疗。此外，化疗还可以作为手术前辅助治疗和手术后及放疗后巩固疗效的手段。

该出手时就出手——具有哪些恶性结节特征的肺部结节需要手术治疗

近年来，随着对肺癌的科普宣传越来越广泛以及患者对自身健康的重视，肺癌被发现的时期也越早。此时，出现了一个新的名词——肺部小结节。那么问题来了，肺部小结节到底是什么？它是肿瘤吗？到底应该怎么处理？

肺结节指的是直径 ≤ 3cm 的肺部圆形或类圆形病灶，周围没有卫星样的病灶，也没有淋巴结或远处扩散。肺小结节就是直径 ≤ 0.8cm 的结节，它有可能是良性的，也有可能是恶性的，具体情况还需要影像学的判断。

💓 肺结节的分类和处理

1. 纯实性结节

纯实性结节密度均匀、致密和边界清晰，当结节直径 ≥ 15mm 或虽然直径在 8 ~ 15mm，但 CT 表现为恶性的，属于高危结节，需要进行多学科会诊决定是否需要马上手术。如果结节缩小，可以在 2 年内进行随访，紧密关注其生长动态。结节直径在 5 ~ 15mm 且 CT 表现非恶性的结节可以 3 个月后随访一次，如果结节没有进一步长大，就可以继续随访 2 年，直径 < 5mm 的为低危结节，建议 1 年后复查，如果没有长大则继续每年随访一次。

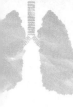

2. 部分实变性磨玻璃结节

磨玻璃阴影中有实性成分，可伴有空泡征、支气管造影征或微结节。它的恶性概率最高，直径 > 8mm 即为高危结节，需要进行多学科会诊决定治疗方案，复查时间不超过 3 个月，如果没有变化，则建议手术，如果结节缩小了，则建议 6 个月、12 个月、24 个月后随访，但不超过 3 年。直径 ≤ 8mm 的为中危结节，建议 3 个月、6 个月、24 个月后随访，如果结节生长，则建议手术，如果没有变化或缩小了，建议随访不小于 3 年。

3. 纯磨玻璃结节

均匀的磨砂状阴影，结节直径 > 5mm 的为中危结节，建议 3 个月、6 个月、24 个月随访，如果结节生长，则建议手术，如果没有变化或者缩小了，则继续随访；直径 < 5mm 的为低危结节，建议一年复查一次，如果结节生长，则建议手术。

手术指征

在检查出来的肺结节中，还是以良性居多，所以若是体检时发现肺部小结节，先不要惊慌，急着下不好的定论。但是具有以下症状的患者需注意：

1. 长期吸烟，吸烟指数 ≥ 400（每天吸一包，20 支，吸了 20 年，吸烟指数就是 20 乘以 20）。

2. 年龄超过 40 岁（男女不限），胸痛、咳嗽、不明原因的痰中带血丝、消瘦、体重下降。

3. 直系或旁系三代有亲属罹患癌症，特别是家族中出现肺癌遗传现象。这些人本身就有肺癌的高危因素，就算结节直径小于 0.8cm，依然不能排除肺癌的可能，需要进行手术治疗。

除此之外，结节在发现时或随访过程中出现以下症状则需警惕，建议临床治疗。

1. 边缘呈放射状，80%～90% 属于恶性病变。

2. 支气管充气和假性空腔多是恶性表现。

3. 胸膜凹陷（80%～90% 是恶性病变）。

肺癌治愈靠手术根治，肺癌手术后如何防止复发转移

随着环境及空气污染、吸烟等因素的影响，肺癌的发病率逐年提高，且出现了女性化、年轻化和腺癌化的趋势。微创外科切除是治疗肺癌最主要的手段。

原卫生部印发《原发性肺癌诊疗规范（2011 年版）》中明确指出：手术是可能完全治愈肺癌的唯一方法，绝大部分早期肺癌和部分中期肺癌可通过手术治愈。**肺癌治疗首先必须分期，根据分期决定治疗方式。手术后治疗的关键在于防止复发转移。**

❤ 哪个阶段的肺癌适宜于手术治疗？治愈率分别是多少

要了解哪些阶段的肺癌适宜于手术治疗，得先搞清楚肺癌分期，肺癌的分期是很复杂的。非小细胞肺癌按罗马数字可以分为 4 期：Ⅰ 期、Ⅱ 期、Ⅲ 期和Ⅳ期（相当于 1～4 期），每一期又再分亚期。

Ⅰ～Ⅲ A 期肺癌是适宜于手术的。一般来说，肺癌的分期越早，治愈率越高：

1. 0 期

称为原位癌，治愈率为 100%，微浸润癌的治愈率也接近 100%（最新 T

分期已无 0 期）。意思就是肿瘤局限在原发局部位置，未侵及周围组织，也无肺外转移，属于肺癌浸润前病变。

2. Ⅰ期

治愈率平均为 85%，其中Ⅰ A1 期高达 92%。此期肿瘤比较小，且无淋巴结转移。根据肿瘤的大小，又可分为Ⅰ A 期和Ⅰ B 期，肿瘤较小的为Ⅰ A 期，较大的为Ⅰ B 期。Ⅰ A 期继续细分，可分为Ⅰ A1、Ⅰ A2、Ⅰ A3，它们的治愈率大不一样（85% ~ 93%）。

3. Ⅱ期

治愈率平均为 65%。分为Ⅱ A 期（72%）和Ⅱ B 期（58%）两个亚期。Ⅱ A 期是肿瘤稍大但无邻近淋巴结转移。Ⅱ B 期的是指肿瘤较大，有或无肺周围结构受累，但无淋巴结转移。

4. Ⅲ A 期

能够施行手术的Ⅲ A 期非小细胞肺癌患者，治愈率为 20% ~ 30%。

肺癌手术后如何防止复发转移

1. 解除心理压力，保持乐观积极的心态

在相同治疗方法的情况下，压力大的肺癌患者的治疗效果可能会比较差。有研究报道，即使同是晚期肺癌，治疗前体内"压力因子"IL-6 水平高的患者，中位生存时间只有 4.8 个月，而那些 IL-6 水平低的患者，中位生存

时间能达到 11.5 个月，时间相差两倍多！因此，患者家属应尽量为患者提供悠闲、轻松的生活环境，避免患者因压力过大影响身体机能而导致复发，必要时可以请心理医生进行心理疏导（这一点通常被大家所忽略）。

患者的心态很重要。有一种性格称之为"癌症性格"，拥有这种性格的患者往往因无法发泄内心的真实情感，从而时常会感到抑郁、悲观和绝望。多数患者的癌症都发生在失望、孤独和沮丧等严重的精神压力时期。现代医学研究也表明：癌症患者多具有紧张、压抑、焦虑、易怒、多疑、善感及情绪不稳定等个性特征。有数据表明，其实有 1/3 的患者是经受不住癌症带来的精神压力而被"吓"死的。

心理免疫学的研究表明，情绪的压抑、绝望感和抑郁会抑制机体的免疫系统功能，从而减少患者白细胞、淋巴细胞、T 细胞等免疫细胞的数量和活动机能，导致机体不能有效预防和压制癌细胞的变异和生长，是引起癌症高发的重要因素之一。**因此，拥有乐观稳定积极的心态对于防止肺癌复发必不可少。**

2. 戒烟

部分患者可能存在这样的误区，他们以为肺癌只要一手术切除就完全康复了，之前为了治疗强迫戒的烟，现在也可以抽起来了。然而，在一项研究肺内异时原发性肺癌的报告中指出，肺癌患者术后如果继续吸烟，会显著性增加第二原发性肺癌的发病几率。早期非小细胞肺癌手术切除后，每年发生第二原发性肺癌的风险为 1%～5%。吸烟可以增加所有不同类型肺癌的发病风险，因此希望患者朋友们能坚持戒烟，尽量把肺癌复发的几率降到最低。

3. 增强免疫力

肿瘤患者由于手术或术后化疗等对身体的负担，经常会出现疲倦、乏力等不适，使其懒于运动，身体机能下降，从而导致免疫力低下，这也有可能会增加肿瘤复发的风险。所以患者在治疗期间一定要注意适当运动，同时也要注意合理饮食。

近年来，胸腺肽在临床肿瘤治疗和预防复发中的应用，也受到广泛重视。学者 Schulof 等首次做了一个随机、双盲胸腺肽临床试验，表明胸腺肽可以明显降低肺癌患者的复发率和提高总生存率。

4. 坚持后续治疗

包括手术后的辅助化疗或靶向治疗肺癌患者手术后给予一定的巩固治疗，对防止肿瘤复发、促进术后康复有重要作用。术后放疗、化疗是主要的辅助手段，可以提高手术效果，防止病情的复发和转移。

5. 定期术后复查

肺癌患者即使进行了根治性手术及规范的化疗，还是有一定的复发转移的概率，定期随访及检查，可以帮助医生更详细地了解患者术后的身体状况，及时发现复发或转移的迹象，便于医生及时确立相应的治疗措施及预防方案。术后检查的频率为：术后第 1～2 年，可 3 个月检查一次；术后第 2～5 年，可 6 个月检查一次；术后 5 年以后，每年 1 次。

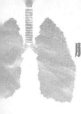

6. 加强饮食管理和护理

肺癌患者经过手术、化疗的打击，需要大量的蛋白质促进身体恢复，因此患者术后应多注意补充营养。饮食应注重清淡，多选用牛奶、鸡蛋、瘦肉、动物肝脏、豆制品、新鲜的蔬菜水果等。禁食辛辣刺激食物。食疗也是防止术后复发的重要策略。

7. 坚持运动

研究证明，规律的体育锻炼有抗癌作用。大量事实证明，经常参加体育锻炼能有效促进新陈代谢，加强消化吸收，改善身体机能，提高免疫力。身体机能的改善和免疫力的提高对于肺癌术后患者预防复发非常重要。

肺癌根治术是什么意思

肺癌的治疗主要以手术为主，辅以放疗、化疗。肺癌早期症状不明显，因此部分患者确诊时已处于中晚期，如果肿瘤组织侵犯到心包等重要部位时，医生都会建议进行姑息手术而不是肺癌根治术。那么，肺癌有哪些手术方式？到底什么是根治术？它和姑息手术的区别在哪里？

目前，肺癌的手术治疗主要为在胸腔镜下进行的微创手术，根据肺部切除范围可分为局部、肺叶和全肺切除。其中，局部切除术主要指楔形切除和肺段切除，适用于体积很小的原发癌，年老体弱肺功能较差的患者或者癌分化好、恶性程度低的患者。肺叶切除主要适用于局限于一个肺叶上的孤立性周围型肺癌，且无明显淋巴结肿大的患者，如果肿瘤累及两叶或中间支气管，可行上、中叶或下、中叶两叶肺切除。全肺切除一般适用于病变广泛的肺癌患者，一般尽量不做右全肺切除。

肺癌根治术是指在手术过程中将原发癌及其转移淋巴结完全清除干净，不仅要求肉眼下达到根治，更要求将淋巴结完全清除以及支气管残端在显微镜下也没有癌细胞残留。

姑息性切除则是指手术切除时胸腔内仍有残存癌组织（病理组织学证实），凡是胸腔内有可疑残存癌组织处，术中可用金属标记，以便于术后辅助放射治疗。姑息切除一般用于肺癌晚期，在因瘤体过大压迫内脏对患者造成很大负担，同时由于侵犯到重要器官而无法完全切除时，多采用姑息切除。

肺癌手术后是否要进行化疗或靶向治疗

肺癌的治疗原则是以手术为主的综合治疗。经常有患者提出这样的问题："手术之后，我是不是还要接受化疗呢？"

要搞清楚这个问题，我们首先要解释一下术后化疗的目的。肺癌之所以能在肺部形成结节样的病变，是成千上万的癌细胞聚集形成的结果，既然有抱团的癌细胞，就一定有单独行动的"散兵游勇"，这些癌细胞可以沿着血液、淋巴液在人体内活动，或者在其他地方"筑巢发展"，就像人搭上火车全国各地跑一样。**手术主要是切除肺部的结节和周围的肺组织，对于那些散在的肺癌细胞（循环肿瘤细胞）或肺癌小部落（微转移灶），只能望洋兴叹。化疗药物主要是通过血液进入人体，而血液是肺癌细胞的主要营养来源，化疗药物的使用就像给肺癌细胞的食物下毒一样，能杀伤肿瘤细胞，降低复发的概率。**

是不是所有肺癌手术的患者都需要接受术后辅助化疗呢

科学研究已经证实，对于极早期（ⅠA期、微浸润癌、原位癌）的肺癌术后是不需要进行化疗的，因为这部分患者散落在外的肺癌细胞非常少，手术根治的效果可达到90%以上。而对于稍微晚一点的肺癌ⅠB期而言，是否需要进行辅助化疗，目前还没有定论，但有些有高危因素的肺癌患者还是推荐要做辅助化疗的。这些高危因素主要与肿瘤病灶的病理特性有关：脉管侵犯、脏层胸膜侵犯、肿瘤大于 4cm 等。而分期更晚的肺癌是常规推荐都要做术后化疗的。

根治术已经全部切除癌组织了，后续还需要进行化疗吗

虽然根治术在术中已经完全切除原发癌和转移淋巴结，但是可能还存在一些微小转移灶，部分恶性程度高的肺癌在早期就已经开始转移（如大细胞肺癌），但由于病灶微小，可能在手术前未被检测到，如果术后不进行一定时间的化疗，其继续生长，会极大地影响患者的生存，因此后续还需要进行全身性的化疗以巩固手术疗效。

术后化疗什么时候开始？一般用什么药物治疗

如果患者术后恢复较好，术后 4 周即可以开始化疗，如果恢复较差也可以晚些开始，但最好不超过 8 周，开始化疗后一般每 3 周一个疗程。

肺癌术后化疗一般选择第三代化疗药物（紫杉醇、吉西他滨或注射用培美曲塞二钠）+ 顺铂（卡铂）的两药联合方案。如果患者存在人表皮生长因子受体突变、间变性淋巴瘤激酶融合基因、ROS1 融合基因以及 RET 融合基因，可优先考虑靶向治疗。ERCC1、TS 等指标为阳性，则提示铂类化疗药物的疗效有限。

 肺癌根治术后能活多久

肺癌的治愈率与临床分期密切相关，一般来说，肺癌分期越早，预后越好。非典型腺瘤样增生、微浸润性肺腺癌等癌前病变和微浸润性肺腺癌的治愈率接近100%，ⅠA、ⅠB、ⅡA、ⅡB、ⅢA、ⅢB、Ⅳ期肺癌的治愈率分别为90%、77%、71%、58%、42%、24%、0%。因此，如果能在早期将患者筛查出来进行治疗，可极大提高肺癌患者的治愈率。

此外，值得一提的是，根据最新研究发现，如果手术发现有淋巴结转移（N1或N2），术后还可以选择进行靶向治疗，而且与化疗相比，靶向治疗预防复发的效果更好。

> ## 肺癌手术后为防止复发转移，
> ## 部分早期肺癌也得做靶向或化疗

　　早诊早治是肺癌防治的关键，大部分早期肺癌可通过手术而完全治愈，Ⅰ A 期肺癌的治愈率接近 90%。大部分早期肺癌如 Ⅰ A、Ⅰ B 期患者，手术后不需要放疗、化疗，随访即可。但 10% ~ 20% 的早期肺癌手术后也很快复发转移，比如病理亚型为微乳头或实体型的早期患者。那么所有的早期肺癌，包括 Ⅰ A 和 Ⅰ B 期患者，手术后都不需要辅助化疗或辅助靶向治疗吗？

　　我们先简单来了解一下肺癌的分期，患者在出院时，出院证明上一般也会详细注明患者的肺癌分期。目前临床上使用的 T 分期，是根据肿瘤的大小、外侵情况、淋巴结转移和远处转移等情况对肺癌进行综合评价，可以大致分为 Ⅰ A、Ⅰ B、Ⅱ A、Ⅱ B、Ⅲ A、Ⅲ B 和Ⅳ期。我们通常理解的早期往往指的是 Ⅰ A 或 Ⅰ B 期肺癌，中期指Ⅱ A、Ⅱ B、Ⅲ A 期肺癌，晚期指Ⅲ B 和Ⅳ期肺癌。

按目前的肺癌指南或疗效规范，哪些肺癌不需要术后辅助化疗或靶向等治疗

　　1. Ⅰ A 期及以前的肺癌和部分 Ⅰ B 期肺癌可以不用术后辅助化疗，这些病变包括不典型腺瘤样增生、原位癌、微浸润腺癌、Ⅰ A 期浸润性腺癌。

2. 对于中期（ⅡA、ⅡB、ⅢA期）肺癌，目前研究已经证实术后接受辅助化疗或靶向治疗能显著降低复发概率，提高治愈率。

3. 有高危因素的ⅠB期肺癌需要化疗，目前推荐有高危复发因素的患者进行术后辅助化疗，这些高危因素包括：肿瘤≥4cm、脉管侵犯、脏层胸膜侵犯等。

是否所有的ⅠA期早期肺癌患者手术后都不需要辅助化疗或靶向治疗

对完全切除的肺腺癌患者来说，除了分期，病理亚型也是决定肺癌预后或者说术后是否复发的决定因素。

早期肺癌根据5年无病生存率（DFS）也可以划分3个预后等级：

1. 肺原位腺癌和微浸润性肺腺癌划分进100%治愈率的低危组。

2. 中危组包括非黏液鳞屑样为主型（贴壁生长型）、乳头状为主型和腺泡为主型腺癌，其治愈率分别为90%、83%、84%。

3. 高危组则包括实体型（70%）、微乳头状型（67%）、浸润性黏液腺癌（76%）和胶质样（71%）。

同是Ⅰ期肺癌，不同等级之间治愈率有很大差别，低、中、高危等级对应的5年无病生存率分别为100%、84%和71%。不仅如此，研究表明肺原位腺癌/微浸润性肺腺癌生存率接近100%。在浸润性肺腺癌中，鳞屑样为主型也有较好的5年无病生存率，腺泡型和乳头状型的预后一般，实体型和微乳头状型肿瘤的预后不良，甚至有文献报道，其术后5年内的复发率高达70%。

更重要的是，在世界肺癌大会（悉尼，2017年）上有研究报告称病理亚型对辅助化疗获益具有潜在预测作用。辅助化疗与病理分类之间有显著统计学相关性（$P=0.007$），患有微乳头状型及实体型肺腺癌的早期肺癌患者能从辅助化疗中显著提高其生存率。

早期肺癌手术后，不仅要了解其分期，也应关注其病理亚型。比如肺腺癌中预后最差的实体型和微乳头型，针对这部分患者，即使是ⅠA期，手术后也最好给予辅助化疗或辅助靶向治疗，以减少术后复发转移，提高治愈率。

靶向治疗前为什么要做基因检测？
所有靶向药物都要检测吗

　　癌症从本质上来说是一种基因病，所有的癌症均源自驱动基因突变。每个人体内都有原癌基因和抑癌基因，平时原癌基因和抑癌基因维持着平衡。原癌基因主管细胞分裂、增殖，人的生长需要它，而抑癌基因则负责管束原癌基因过度分裂、增殖。当这些基因发生突变（又叫驱动性基因突变），原癌基因、抑癌基因失衡时，就导致了细胞癌变。

　　靶向治疗就是在细胞分子的水平上，针对已经明确的致癌位点（可以是癌细胞内部的一个蛋白分子或一个基因片段）进行"点对点"治疗；通过研究、设计相应的治疗药物，而使这些药物进入体内，通过特异地在相应的致癌位点进行结合、蓄积、释放来发挥治疗作用，通过阻断肿瘤细胞的增殖信号，使肿瘤细胞特异性死亡，同时不会波及肿瘤周围的正常组织细胞，所以分子靶向治疗又被称为"生物导弹"，有"定向爆破"之称。顾名思义，靶向治疗就像打靶一样，是瞄准患病部位进行针对性破坏攻击的一种治疗方法，针对性非常强。

　　靶向治疗与传统化疗的不同之处在于，化疗药没有针对性，进入体内后，化疗药不仅可以杀伤肿瘤细胞，对正常细胞也有杀伤作用，因此副作用比较大；而靶向治疗是"损人利己"的一种治疗方案，针对性抑制肿瘤细胞的生存的同时，对周围正常组织无影响。

　　既然靶向治疗这么好，为什么不能对所有患者都进行这样的治疗呢？那是因为，并不是所有人都适合进行靶向治疗，这里涉及我们之前提到的"特定基因"以及"相应药物"两个概念。每一位癌症患者的"突变基因"并不完全相同，所以在进行靶向治疗之前，先进行基因检测，明确患者的"基因突变"类型，根据检测结果选择针对性强的药物进行治疗，对患者才有更好的治疗效果，如果错用靶向药物，可能疗效不显著，甚至会延误治疗、加速病程恶化。

靶向药物的研发和应用，使肿瘤患者的治疗模式发生了巨大的变化，也大大地延长了患者的生存期。

所有靶向药物都要检测吗

不然！分子靶向药物根据其性质可分为"特定靶点靶向药物"和"泛靶点靶向药物"（也可分为小分子靶向药物、单克隆抗体及细胞凋亡诱导药物）。

特定靶点靶向药物只针对肿瘤特定基因突变所表达的某一特定蛋白质，并且此蛋白质在肿瘤的发生中起到了极其重要的作用，一旦结合作用，肿瘤便会得到极大的控制。常见特定靶点靶向药物有吉非替尼片、盐酸厄洛替尼片、注射用曲妥珠单抗等。

泛靶点靶向药物针对肿瘤细胞上的多种蛋白质（基因片段/蛋白肽段），结合某些与肿瘤相关的蛋白质均会起到一定的控制效果。常见泛靶点靶向药物有索拉非尼、瑞戈非尼、伊马替尼等。

我们常说的靶向药物基因检测，多数是指"特定靶点靶向药物"，因为"特定靶点靶向药物"的靶点比较单一，针对性很强，一般来说治疗效果都会很好。比如肺癌、胃癌、乳腺癌的患者，在使用靶向药物之前，通常需要做肿瘤的基因检测或 IHC 检测，基因检测对于特定靶点靶向药物的选择，具有重大的指导意义。

靶向药物基因检测，少数是指"泛靶点靶向药物"。因为有些"泛靶点靶向药物"是无需基因检测便可使用的，比如用索拉非尼、瑞戈非尼、乐伐替尼等治疗肝癌的时候无需基因检测，因为 FDA label 和 NCCN 指南均无明确提及使用这些"泛靶点靶向药物"需要基因检测。

我们举个具体点儿的例子来解释什么是泛靶点靶向药物——抗血管生成的靶向药物：抗血管生成的靶向药物是血管生成抑制剂，而肿瘤都有血管生成，这是必然过程，抗血管生成，对实体瘤都有作用，所以不需要进行基因检测。比如在结直肠癌治疗中使用贝伐珠单抗，FDA label、NCCN 与其他指南，均没有要求做基因学诊断。血管内皮生长因子（VEGF）及其受体的表达或扩增与抗血管生成在临床可能有一定的研究，但是并没有被纳入指南里，所以，临床使用此类靶向药物时，只需要根据 FDA label 和 NCCN 指南推荐用药即可。部分基因检测公司不检测 VEGF 或检测出没有 VEGF 扩增，在用药一栏中就不会出现抗血管生成药物敏感，但是，临床同样可以使用，只是说扩增之后效果可能会更好，意义多大，相信大家都已经明了。而在使用索拉非尼、瑞戈非尼、乐伐替尼等治疗肝癌的时候也无需基因检测（美国 FDA 批准索拉非尼用于治疗不能切除的肝细胞癌或晚期肾细胞癌，以及局部复发或转移的进展性、放射性碘难治性分化型甲状腺癌；CFDA 批准索拉非尼用于无法手术或远处转移的肝细胞癌、不能手术的晚期肾细胞癌及局部复发或转移的进展性、放射性碘难治性分化型甲状腺癌）。

　　通过上面的描述，相信大家已经明白，基因检测并不是靶向治疗的必要条件，但是却是一种不可或缺的检测方法。这种检测能让患者了解自己患病的基因类型，并作出正确药物的选择，不仅显著提升疗效，同时避免延误治疗、加速病情恶化的发生。部分基因检测公司在基因检测过程中会提供化疗药物敏感性及毒副作用的筛查，即使基因检测未能发现突变基因或相应对应药物，仍能对患者对化疗等辅助治疗提供治疗依据。故在经济允许的情况下，基因检测后的靶向治疗是癌症患者后期治疗的不二选择。

肺癌治疗常见靶向药物有哪些？会有什么样的副作用

化疗药一直因其"杀敌一千，自损八百"的副作用而广受诟病，一个疗程下来，患者大多羸弱不堪。后来，靶向药物应运而生，能精确制导癌细胞，因此大大减少了对身体的损伤。可叹人生难得两全事，不同靶点的靶向药物还是有其特定副作用的。有的患者面对副作用过于淡定，不以为然；而有的患者过分紧张，出现一些常规的副作用就心惊胆战，不知所措；还有的患者视副作用如猛虎，不管病情轻重缓急，一旦出现副作用，都一律减少剂量，但矫枉过正，这样做的结果往往是连正作用也几乎归零……鉴于这些情况，我收集了肺癌常用的靶向药物可能产生的副作用及其处理方法，希望能为患者朋友们带来帮助。

❤ 靶向药物与化疗有什么不同

其实，化疗跟靶向治疗都是药物治疗，只不过靶向治疗是作用在新的位点的药物治疗，化疗是作用在细胞内的各个位点上，比如每个细胞都有的有丝分裂不同的时相等。化疗本也是一种有效的治疗方法，但是现在原有的细胞毒药物研究已经遇上瓶颈，再想提高疗效就很难了。

其实，肿瘤增长的过程不仅仅是细胞内的有丝分裂过程，还有其他过程，比如说细胞周围的血管生成、细胞周围的环境改变对肿瘤的影响等。恶性肿瘤需要通过启动、信号传导等引起无限增殖过程，如果阻断这个信号传导，即可阻止细胞增殖。针对这些靶点研制的药物就是现在比较热门的靶向药物。靶向治疗是指以标准化的生物标记物来识别是否存在某种疾病特定的控制肿瘤生长的基因或基因谱，以此确定针对特异性靶点的治疗方法。

某些肿瘤是由于单一致癌基因的异常激活而形成，并依赖于该异常基因的激活，这种现象称为致癌基因依赖。识别可用药的致癌驱动因子创造了使用高效治疗性干预的可能性，已经识别的致癌驱动因子包括 KRAS、EGFR、EML4-ALK 等。确定致病基因的非小细胞肺癌服用个体化治疗靶向药物有针对性疗效，普遍适用的靶向药物包括吉非替尼、厄洛替尼针对EGFR，克唑替尼™针对 EML4-ALK 等。

❤ 为什么要进行基因检测？不检测能用靶向药物吗

靶向药物并不是对所有人都有效，临床结果显示，不经筛选地使用靶向药物，平均有效率仅为 30%～40%。这就好比一把钥匙开一把锁，所有的靶向药物都有特定的适用患者，只有发生了特定基因变异的患者才有更好的治疗效果，如果错用靶向药物，可能疗效不显著，甚至会延误治疗、加速病程恶化。

由于肺是人体中体积较大的器官，因此并不是所有的肺癌患者都能通过肺穿刺获得活体标本。如果瘤体处于肺部的远端且比较小，即便做肺穿刺，也不一定能获取病灶标本。另外，肺癌是一种与吸烟关系密切的肿瘤，有些老年患者或者长期吸烟的患者肺功能出现严重障碍，因此不适合进行肺穿刺，这类患者做纤维支气管镜也不能获取活体标本。即便有可能获取一个小标本来明确病理诊断，也没有多余的标本进行基因检测。因此，这些患者都是不能做基因检测的人群。

随着技术的提高，临床上这种人群正在逐渐缩小，但并不能完全排除。虽然他们最后不能获取准确的基因检测结果，但这并不意味着他们不能进行靶向治疗，临床上还是可以根据他们是否属于优势人群，来考虑是否可以进行靶向治疗。所谓"优势人群"主要是指不吸烟的肺腺癌患者，这些患者EGFR基因突变阳性率为50%～60%，基因突变阳性患者使用EGFR-TKI治疗，如盐酸厄洛替尼片、吉非替尼片、埃克替尼等药物，有效率可以达到70%，所以，"优势人群"的总体有效率可能达到42%。另外，如果这些患者不能耐受化疗，他们也可以先选用靶向治疗，这样有效率比较高。

常见的肺癌靶向药物有哪些？会有什么样的副作用

1. 克唑替尼

克唑替尼是一种作为间变淋巴瘤激酶（ALK）和c-ros癌基因1（ROS1）抑制剂的抗癌药物，它被用来治疗非小细胞肺癌。

克唑替尼常见副作用为：肝功能异常，视觉效应（闪光、视力模糊、重影，一般在服用克唑替尼后不久就会出现），神经病（神经麻痹，神经结合处、末端或者肌肉发麻），头昏眼花，疲倦，水肿（身体组织积液，引起手足水肿），肠胃不适（恶心、呕吐、腹泻、便秘、食道咽喉不适），食欲不振，味觉减退，皮疹。

在服用克唑替尼胶囊过程中，肝功能检查每月至少应检测一次，并且根据临床状况对氨基转移酶水平升高的患者更频繁地重复检测肝功能，了解肝氨基转移酶、碱性磷酸酶或总胆红素升高水平，在出现不良反应时进行减量或中断给药。

2. 厄洛替尼

它的作用途径与化疗不同，是一种酪氨酸激酶抑制剂，可特异性地针对肿瘤细胞作用，抑制肿瘤的形成和生长。它是一种小分子化合物，通过抑制人表皮生长因子受体信号通路，切断肿瘤组织的营养供给，进而实现抑制肿瘤生长的效果。因此，厄洛替尼一般对携带高表达人表皮生长因子受体肿瘤的患者更有效。

厄洛替尼的常见副作用有：皮疹（如出现连片溃烂，应停药数天，预防感染），鼻腔出血，腹泻，血小板升高，谷草转氨酶升高，甲沟炎，口角炎，短时心率加快，血压轻度升高，血压轻度升高，黏痰和呛咳。

3. 吉非替尼

该药已于 2002 年 7 月 5 日经日本厚生省批准用于治疗晚期非小细胞肺癌，2003 年 5 月 5 日被美国食品药品监督管理局批准作为非小细胞肺癌的三线治疗药物。这是一种口服表皮生长因子受体酪氨酸激酶（EGFR-TKI）抑制剂（属小分子化合物）。对表皮生长因子受体酪氨酸激酶的抑制可阻碍肿瘤的生长、转移和血管生成，并加快肿瘤细胞的凋亡。因此吉非替尼一般对携带高表达人表皮生长因子受体肿瘤的患者更有效。

吉非替尼常见副作用有：皮疹、鼻腔出血、腹泻、血小板升高、谷草转氨酶升高、甲沟炎。注意：吉非替尼片对血压、心率、心肌酶指标、胃口、体力没有影响。

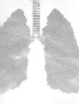

4. 阿法替尼

阿法替尼在 2013 年 7 月 12 日被 FDA 批准，作为一线药物，治疗携带人表皮生长因子受体和人表皮生长因子受体 -2 突变的非小细胞患者。同时，阿法替尼对携带 T790M 这种突变的肿瘤也有很好的治疗效果。T790M 这种突变的肿瘤对常规治疗并不敏感。因此携带人表皮生长因子受体、人表皮生长因子受体 -2 和 T790M 突变的肿瘤患者可以选择阿法替尼。

阿法替尼常见副作用有：腹痛腹泻、鼻腔出血、指尖皮开裂。注意：阿法替尼对血压、心率、肝功能、血象、心肌酶指标、胃口、体力等方面均无影响。

如何判断靶向药物耐药？耐药后怎么办

随着靶向药物在临床上的广泛使用，许多晚期肺癌患者的病情得到了有效控制。越来越多的临床研究证实，使用靶向药物是治疗晚期肺癌有效、安全的方法之一。但我们必须清楚地认识到，靶向治疗并不能根治肺癌，它是一种姑息性的维持治疗，它也像化疗一样会失效。我们不得不面对肺癌靶向药物的耐药问题。

如何判断靶向药物耐药

耐药又称抗药性，指恶性肿瘤细胞对于治疗药物作用的耐受性，靶向药物耐药性一旦产生，其药物的作用效果就明显降低，如果再继续服用，不仅对治疗疾病没有任何好处，还会增加药物治疗的副作用。耐药性根据其发生原因可分为获得性耐药和天然耐药两种。天然耐药指的是患者本身虽然存在人表皮生长因子受体靶点突变，但由于天然存在 KRAS 基因突变，导致像吉非替尼片和盐酸厄洛替尼片一类靶向药物治疗效果不好，有的患者使用上述药品 4 ~ 5 个月即产生耐药。而获得性耐药是在靶向药物治疗过程中，由于该靶点信号通路持续受到药物抑制，肿瘤为了逃避药物作用产生其他基因突变，抑制了靶向药物对人表皮生长因子受体靶点的治疗作用，从而导致耐药。

当患者产生耐药性时，靶向药物控制不住肿瘤细胞的生长，会导致肿瘤

增大，或者向远处转移，此时患者会出现一定的症状：如之前没有咳嗽，但是最近开始咳嗽；或者癌细胞脑转移后患者会出现头晕、头痛，没有原因的呕吐；骨转移患者表现为疼痛、压迫神经等。这时可以肯定，患者肯定是对靶向药物产生耐药性了。最好的方法是定期去医院复查，通过肿瘤标志物和CT片子判断靶向药物是否耐药，及时更换治疗策略，以免耽误病情。

当靶向药物耐药时，可分为几种情况

1. 缓慢耐药即肿瘤体积未见减小，肿瘤标志物略有增高。此时只要定期观察，继续服药即可。

2. 局部耐药即原发灶控制很好，还有缩小迹象，但是远端发生转移，如骨转移、脑转移等，这时靶向药物还是继续有效，只需要对局部症状进行治疗。

3. 爆发性耐药即肿瘤体积明显增大，肿瘤标志物上升较快，并伴随局部转移、患者症状加剧等情况，说明靶向药物没有效果或者药效不足以控制肿瘤，这时一定要更换治疗方案，最好不要再继续服用之前的靶向药物了。

如何判断耐药产生的原因

判断耐药原因的唯一方法就是穿刺活检，并进行病理分型和基因检测，通过耐药基因发现原因，并针对耐药进行处理。如果未进行活检检测，就盲目更换治疗方案，有可能继续无效，以至于耽误治疗时间，加重病情。

靶向药物耐药后怎么办

如果患者确实出现耐药，最好的方法就是再做一次病理活检，进行相应的基因检测。现在较多采用第二代 DNA 测序技术，通过检测，能够大概了解患者发生耐药的原因。比如人表皮生长因子受体突变患者服用靶向药物后出现耐药，50%~60% 是因为再次发生基因突变，这种突变为 T790M 突变，此时患者用第三代靶向药物，效果是非常好的。还有 10% 的患者发生耐药是因为 C-MET 基因扩增，这时建议继续使用原来的靶向药物，再加上 MET 抑制剂。此外，还有一些患者会出现病理转化，比如由原来的非小细胞肺癌转化成小细胞肺癌，这时就需要按小细胞肺癌的方案进行治疗。

对于人表皮生长因子受体突变的晚期非小细胞肺癌，临床往往推荐吉非替尼片、盐酸厄洛替尼片、盐酸埃克替尼片等第一代靶向药物进行治疗。平均用药 1 年左右，患者就会出现耐药，其中大约 50%~60% 的患者，耐药后会发生 T790M 突变。对于经济状况稍好的患者，他们能从新的 T790M 特异性的靶向药物，比如奥希替尼片中获益。剩下的 40%~50% 的患者，可以选择标准的含铂两药联合方案，同样能获得一定的疗效，并且毒副作用可耐受（年老体弱的患者，可以考虑注射用培美曲塞二钠等单药的化疗）。

有的肺癌患者一开始就选择了化疗，过了一段时间后化疗失败。临床医生会根据患者的基因突变情况，推荐其二线选择吉非替尼片、盐酸厄洛替尼片、盐酸埃克替尼片等第一代靶向药物。这类患者如果二线靶向治疗再次失败，往往面临着重新选择治疗方案的难题：如果患者一般状况好，临床上普

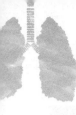

遍推荐再次化疗或最佳支持治疗，通常试用多西他赛注射液、注射用培美曲塞二钠或含铂两药联合化疗，尤其是对于那些靶向治疗，时间已经超过 6 个月的患者。

还有的患者，前期经历了反复的化疗，一线、二线都采用了不同的化疗方案，最后疾病继续进展，三线、四线才选择了靶向治疗，这些患者大多能维持的时间不长。靶向治疗失败，患者一般状态评分下降，病情复杂，后续可供选择的方案极为有限。对于这类患者，临床医生会根据患者的个体化情况以及之前使用药物的效果，重新调整治疗方案。

得了小细胞肺癌怎么办？
小细胞肺癌应该怎么治疗

随着影像学技术的发展，目前已有多种技术可帮助医生在肺癌早期进行判断，但其诊断的"金标准"依旧是组织病理学。根据肿瘤细胞的形态特征和生物学行为，肺癌为可分为非小细胞肺癌和小细胞肺癌两类，二者分别占肺癌患者人数的85%和15%，但近年来，小细胞肺癌的发病率在新发的原发性肺癌中呈上升趋势。

小细胞肺癌多产生于肺部的内分泌细胞，它生长迅速，肿瘤倍增时间短，在早期就容易发生转移，预后普遍较差。小细胞肺癌对放化、化疗敏感，近期客观缓解率高，但约90%以上的患者会在治疗后的短期内发生复发和转移。由于小细胞肺癌的发病症状隐匿，恶性程度高，患者在出现症状时多已处于晚期，预后较差，晚期小细胞肺癌的患者平均5年生存率不到1%。

小细胞肺癌应该怎么治疗

1. 手术治疗

在小细胞肺癌病例中，约有1/20的患者在就诊时病灶表现仅为肺部结节，癌细胞未扩散到淋巴结或其他器官。针对这些患者，可进行手术切除病灶，达到良好的预后。目前，"肺叶切除术＋肺门、纵隔淋巴结清扫术"是T1～2N0的局限期小细胞肺癌的基本治疗策略。需注意的是，由于小细胞肺癌在早期就很可能发生转移，因此即使是达到完全切除的患者，术后仍然需要进一步的辅助治疗，以期得到更好的预后。

一项基于美国国家癌症数据库 2003—2011 年数据的最新分析显示，对于 cT1-2N0M0 小细胞肺癌，与同步放疗、化疗相比，"手术 + 辅助化疗"可改善长期生存率。这一结果与当前国际指南的相关建议相一致，进一步为指南提供了证据。研究者指出，在早期小细胞肺癌患者中，手术对于患者生存率的改善明显优于药物治疗。Cox 比例风险分析显示，接受"手术 + 辅助化疗"的患者 5 年总生存明显高于接受同步放疗、化疗的患者（47.6% *vs* 29.8%，*P* < 0.01）。为了进一步消除并发症对结果的影响，研究者针对 492 例无并发症的患者进行了分析。结果显示，"手术 + 辅助化疗组"的总生存率仍显著高于同步放疗、化疗组（49.2% *vs* 32.5%，*P* < 0.01），这暗示了手术在早期小细胞肺癌的治疗中具有重要作用。

2. 化疗

小细胞肺癌具有生长迅速、侵袭性强、容易远处转移等生物学特性，吸烟是小细胞肺癌的高危因素。小细胞肺癌对一线化疗药物敏感，但大多数患者在一线治疗后 1 年内出现复发或转移。通常将一线治疗无效或一线治疗结束后 3 个月内的复发称为难治性复发；而将一线治疗结束 3 个月以后的复发称为敏感性复发。小细胞肺癌二线治疗的疗效和预后主要与患者对一线治疗的反应及复发的时间有关。小细胞肺癌二线治疗研究进展相对缓慢，可供选择的药物较少。

（1）盐酸拓扑替康：盐酸拓扑替康是目前唯一被美国食品和药物管理局批准用于小细胞肺癌的二线标准治疗药物。它通过阻碍断裂 DNA 单链的重新连接，从而达到抗肿瘤效果。在临床试验中，盐酸拓扑替康联合最佳支持治疗的中位总生存期比单独最佳支持治疗明显延长（25.9 周 *vs* 13.9 周），同时，它还能明显改善患者的生命质量。盐酸拓扑替康二线治疗小细胞肺癌能够临床获益，且不良反应可耐受。

（2）氨柔比星：氨柔比星是一种新的蒽环类抗生素，通过抑制拓扑异构酶Ⅱ的活性抑制肿瘤细胞增殖。一项在欧美国家开展的氨柔比星治疗难治复发小细胞肺癌的Ⅱ期临床研究表明，氨柔比星对难治复发的小细胞肺癌具有良好的疗效。同时，有研究表明，氨柔比星可延长难治耐药小细胞肺癌的生存时间（6.2 个月 *vs* 5.7 个月）。因此，氨柔比星治疗复发小细胞肺癌可能较盐酸拓扑替康疗效好，并且其药物不良反应可控，不失为难治性复发小细胞肺癌的治疗选择之一。

（3）伊立替康：一项关于伊立替康治疗复发小细胞肺癌患者的研究显示，单药伊立替康治疗后患者中位**肿瘤进展时间**为 11.30 周，中位总生存时间为 13.30 个月，其中伴有脑转移的复发小细胞肺癌生存获益更明显。

（4）多药联合化疗：最近报道的一项多中心、开放、随机Ⅲ期临床试验（JCOG0605）比较了依托泊苷 + 伊立替康 + 顺铂三药联合化疗与拓扑替康单药在敏感复发小细胞肺癌患者中的疗效及安全性比较。该研究首次证实依托泊苷 + 伊立替康 + 顺铂三药联合化疗在敏感复发的小细胞肺癌患者中较单药拓扑替康生存获益更明显，有可能成为小细胞肺癌患者亚群的二线标准治疗方案。但该研究的不足之处在于未观察患者的生命质量，因此未来需观察三药联合对患者生命质量的影响。

（5）靶向治疗：恩度是一种泛靶点抗血管生成药物，研究得知可以改善晚期小细胞肺癌的生存。一项足叶乙甙（**依托泊苷**）或卡铂（EC 方案）联合恩度与 EC 方案治疗初治广泛期小细胞肺癌的多中心随机对照 II 期临床试验结果显示，恩度联合足叶乙甙 / 卡铂与单纯化疗相比能提高缓解率，有延长无疾病进展生存率（患者经过治疗，随机选择某个时间直到肿瘤复发或因各种原因出现死亡，患者总的生存时间）的趋势，女性患者的生存率显著提高，患者的生活质量评分也明显改善。恩度联合足叶乙甙或卡铂与单纯化疗相比安全性可以接受。未来需要进一步寻找抗血管生成治疗策略在广泛期小细胞肺癌患者中的优势人群，进一步优化恩度的给药方式，提高患者顺应性，改善患者的获益。

（6）抗体耦联药物：对复发小细胞肺癌有显著疗效。研究显示，它可抑制 89% 的有 DLL3 表达的小细胞肺癌的肿瘤生长，使 39% 的肿瘤发生萎缩。抗体耦联药物三线治疗 DLL3 表达的患者客观缓解率为 50%，疾病控制率高达 92%。与传统化疗方案比较，抗体耦联药物毒性低且易处理，这种安全性和耐受性的优势对于治疗复发 / 难治且体能状态较差的小细胞肺癌患者来说具有更好的临床可行性，抗体耦联药物有望成为首个治疗小细胞肺癌有效的靶向药物。

（7）免疫治疗：近年来，随着对肿瘤细胞免疫防御及其逃避机制的了解和研究，肿瘤免疫治疗已经成为研究热点。免疫治疗不但可以提高免疫系统识别和杀伤肿瘤细胞的能力，对正常组织影响十分轻微。一项关于帕姆单抗在复发小细胞肺癌患者中的安全性和有效性的研究中显示，帕姆单抗耐受性良好，对程序性死亡因子配体 1（ + ）的患者有一定的抗肿瘤活性。另一项纳武单抗单药和纳武单抗联合易普利单抗治疗复发小细胞肺癌的多中心、开放性 I ~ II 期临床研究中期分析显示，纳武单抗单药和纳武单抗与易普利单抗两药联合在复发小细胞肺癌中有一定的抗肿瘤活性，且缓解时间较长，药物不良反应可控。基于该研究的良好结果，目前关于纳武单抗作为小细胞肺癌二线治疗的 III 期有效性的临床试验正在进行中。

肺癌淋巴结转移是几期？
肺癌淋巴结转移怎么办

40岁的老张最近有点愁，他在单位体检的时候，居然查出来说右肺下叶有一个结节，医生建议他做了一个正电子发射计算机断层显像（PET-CT），然后遗憾地告诉他，疑似转移到淋巴结了。老张很心慌，他也不懂什么叫淋巴结转移，就到网上搜了一下，结果好多人都说转移了就是晚期，治不好了。老张来医院看病的时候，40岁的大男人已经瘦得皮包骨头了。在仔细看过他的检查报告后，我建议他补充好营养后尽快手术，结果术后病理报告显示肺癌ⅡB期，治愈率还是很高的。现在，老张已经完成了后续的放、化疗，放下心理包袱的他说，感觉自己又活过来了，之前那一段时间简直太煎熬了，因为不了解就更恐惧，整个人精气神儿都没有了。下文将详细地讲解什么是肺癌淋巴结转移，以及转移后应该怎么处理等问题。

❤ 肺癌细胞为什么会发生转移

正常组织中细胞和细胞是互相黏附的，然而癌细胞能分泌一些酶，可以降解细胞外基质，使得它即使不附着，也能照样生长、增殖，如同一个离家出走的人，可以随意生存。由于遗传特性改变，使癌细胞提高了运动与增殖能力，从而侵犯了邻近组织。

肺癌淋巴结转移是几期

任何事物的发展都需要一段时间，肺癌也是一样。它从不典型瘤样增生（AAH）→原位癌（AIS）→微浸润肺癌（MIA）→浸润性肺癌往往需要几年甚至几十年的时间。为了了解肺癌淋巴结转移，我们需要先学习一下什么是肺癌分期。

目前肺癌普遍使用的是 T 分期，T 代表的是肿瘤的大小、远近以及是否侵犯脏层胸膜，M 表示是否存在远处转移（一般来说，发现远处转移就表示已经到肺癌晚期了），而 N 则表示我们今天要重点讲的是否存在淋巴结转移了。一般来说，非典型腺瘤样增生、肺原位腺癌、微浸润性肺腺癌以及浸润性肺腺癌中Ⅰ期和Ⅱa期都不存在淋巴结转移的情况，患者经过治疗后能取得良好的预后，非典型腺瘤样增生、肺原位腺癌以及微浸润性肺腺癌的治愈率甚至可达到 100%。

1. Ⅱ B 期（T1-2N1）

肿瘤最大径 ≤ 5cm，已经侵犯到脏层胸膜和主支气管了，但未侵犯到隆突，同侧支气管周围和 / 或同侧肺门淋巴结以及肺内淋巴结有转移（即 N1）。

2. Ⅲ A 期（T3-4N1，T1-2N2）

T3N1 表示 5cm ＜肿瘤最大径 ≤ 7cm，肿瘤侵犯了胸壁、膈神经、心包等任何一个脏器，肺叶出现 2 个及以上结节，同侧支气管周和 / 或同侧肺门淋巴结以及肺内淋巴结有转移。

T4N1 则表示肿瘤最大径 ＞ 7cm，侵犯纵隔、心脏、大血管、隆突、喉返神经、主气管、食管、椎体、膈肌等任何一个脏器，同侧不同肺叶内孤立癌结节，同侧支气管周围和 / 或同侧肺门淋巴结以及肺内淋巴结有转移。

T1-2N2 表示肿瘤最大径 ≤ 5cm，侵犯脏层胸膜、主支气管，未侵犯到隆突，同侧纵隔内和 / 或隆突下淋巴结出现转移。

3. ⅢB 期（T1-2N3，T3-4N2）

T1-2N3 表示肿瘤最大径 ≤ 5cm，侵犯脏层胸膜，侵犯主支气管，未侵犯到隆突，对侧纵隔、对侧肺门、同侧或对侧前斜角肌及锁骨上发生淋巴结转移。

T3N2 表示 5cm < 肿瘤最大径 ≤ 7cm，肿瘤侵犯了胸壁，膈神经、心包等任何一个脏器，肺叶出现 2 个及以上结节，同侧纵隔内和 / 或隆突下淋巴结出现转移。

T4N2 表示肿瘤最大径 > 7cm，侵犯纵隔、心脏、大血管、隆突、喉返神经、主气管、食管、椎体、膈肌等任何一个脏器，同侧不同肺叶内孤立癌结节，同侧纵隔内和 / 或隆突下淋巴结出现转移。

4. ⅢC 期（T3-4N3）

T3N3 表示 5cm < 肿瘤最大径 ≤ 7cm，直接侵犯胸壁、膈神经、心包等任何一个脏器，肺叶出现 2 个及以上结节，对侧纵隔、对侧肺门、同侧或对侧前斜角肌及锁骨上淋巴结转移。

T4N3：肿瘤最大径 > 7cm，侵犯纵隔、心脏、大血管、隆突、喉返神经、主气管、食管、椎体、膈肌等任何一个脏器，同侧不同肺叶内孤立癌结节，对侧纵隔、对侧肺门、同侧或对侧前斜角肌及锁骨上淋巴结转移。

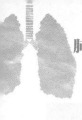

 出现淋巴结转移怎么办

对于肺癌的治疗，如果患者身体状况允许，我们一般都会推荐进行手术，在术中不仅会切除病灶，还会清扫患者淋巴结，将有感染风险的淋巴结也切除掉，在术后辅助放疗、化疗的帮助下，为患者争取更好的预后。一般来说，尽管存在淋巴结转移，ⅡB 期患者的预后还是相对不错的，治愈率能达到 58%，ⅢA 和Ⅲ B 期患者的治愈率分别为 42% 和 24%。Ⅲ期患者还可以通过术前辅助化疗来缩小肿瘤直径，减小肿大的淋巴结（如肺腺癌，可采取靶向治疗），从而增加手术机会，增强预后效果。而对于已经侵犯到重要器官无法切除或者出现远处转移灶的患者，也可以进行姑息性手术，将大部分瘤体以及转移灶切除，帮助放疗、化疗达到更好的效果。

晚期肺鳞癌怎么治疗
——做不了靶向治疗，可以选免疫治疗吗

　　肺癌是全球癌症发病率和死亡率最高的恶性肿瘤，我国每年诊断出的新发肺癌患者约 65 万例。在确诊的患者中，非小细胞肺癌约为 85%，其中，肺鳞癌约占 20%～30%。肺鳞癌又称肺鳞状上皮细胞癌，是最常见的病理类型之一。肺鳞癌多见于中老年男性，吸烟是重要的危险因素。肺鳞癌多见于中央型肺癌，并常向胸腔管内生长，其早期多引发支气管狭窄或阻塞性肺炎。肺鳞癌对放疗、化疗敏感性不强，在第一、二、三周期化疗中敏感性治疗作用分别为 25%、15% 和 5%，三个周期后作用基本为零。晚期肺鳞癌患者预后差于肺腺癌，中位总生存期约 10 个月。

　　近年来，肺癌的靶向治疗异军突起，大大延长了肺癌患者的生存期，但目前的靶向治疗对肺鳞癌的作用并不显著。吉非替尼片、盐酸厄洛替尼片以及国产的盐酸埃克替尼片等药物的疗效主要依赖于人表皮生长因子受体（EGFR）突变，但肺鳞癌患者的人表皮生长因子受体突变率很低，不足 3%，因此，此药对鳞癌患者几乎无效。贝伐珠单抗是一种抗血管生成靶向药物，但在治疗肺鳞癌时，它可能会导致患者出血量加大，因此鳞癌患者不推荐使用。

晚期肺鳞癌患者靶向治疗做不了，能做免疫治疗吗

以免疫拮抗点抑制剂为代表的免疫治疗是近年来肺癌治疗最重要的突破，对于治疗手段相对较少的肺鳞癌来说尤为重要，只有免疫治疗才可能让晚期鳞癌患者 5 年生存率达到 16%，但免疫治疗总体有效率并不高，还需要进一步探索，使更多的晚期肺鳞癌患者获益。免疫治疗具体有哪些治疗方案呢？

1. 一线单药治疗

派姆单抗目前已被批准用于包括肺鳞癌在内的非小细胞肺癌 PD-L1 强阳性（≥ 50%）的一线治疗。在Ⅲ期临床研究中，派姆单抗相比一线标准含铂双药化疗方案，在中位无进展生存期（10.3 个月 *vs* 6 个月）、1 年总生存率（70% *vs* 54%）、客观缓解率（45% *vs* 28%）、持续缓解时间（超过 12 个月 *vs* 6.3 个月）上都有明显优势，而且毒性更低，3/4 级不良事件发生率分别为 27% 和 53%。美国国家综合癌症网络（NCCN）指南推荐初治的晚期鳞癌患者检查 PD-L1 表达状态，如果≥ 50%，且 EGFR、ALK、ROS1 均是突变阴性，则推荐患者接受派姆单抗治疗。

2. 一线联合免疫治疗

PD-L1 强阳性的患者一线免疫治疗效果显著。目前，针对 PD-L1 非强阳性的患者主要研究思路是"免疫＋化疗"或是多种免疫治疗联合使用。PD-1 单抗（派姆单抗、纳武单抗），PD-L1 单抗（阿特珠单抗）联合化疗一线治疗晚期非小细胞肺癌（未经 PD-L1 筛选）的Ⅰ期临床试验已经完成，缓解率相比只用单抗药物有明显的提高，但这种联合治疗能否使晚期肺鳞癌患者获益，还需大规模的临床试验探索。伊匹单抗（CTLA-4 单抗）联合化疗一线治疗晚期非小细胞肺癌的 II 期临床试验也已经完成，联合治疗使患者总生存期有延长的趋势，同时肺鳞癌患者的总生存期获益更大，但副作用也有所增加。

同时，免疫联合治疗方面纳武单抗联合伊匹单抗一线治疗晚期非小细胞肺癌的 I 期临床试验已经完成，结果显示虽然联合治疗的副作用较大，但是客观缓解率、无进展生存期、一年总生存率都有明显提高，但对于肺鳞癌患者的治疗效果还需要进一步的临床试验探索。

3. 二线免疫治疗

目前 FDA 已经批准 PD-1 单抗（派姆单抗、纳武单抗）以及 PD-L1 单抗（阿特珠单抗）用于化疗（含铂化疗）或靶向药物治疗后疾病有进展的非小细胞肺癌（含鳞癌）的二线治疗，患者无需检测 PD-L1 表达状态，这些 PD-1/PD-L1 单抗相比标准二线化疗药物（多西他赛）能显著延长患者生存期，更重要的是，部分鳞癌患者通过免疫治疗获得了长期生存。

二线免疫治疗总体客观缓解率在 20% 左右。目前，免疫联合治疗在临床已经开展。派姆单抗联合 VEGFR2 单抗治疗非小细胞肺癌 I 期临床试验表明 29.6% 的患者有客观缓解，中位起始缓解时间 1.45 个月，患者疾病缓解仍然在持续，疾病控制率 85%。缓解的患者既有 PD-L1 阳性也有 PD-L1 阴性，既有肺鳞癌也有肺腺癌，副作用可以耐受，3/4 级毒副作用（重度的皮肤毒性、腹泻与结肠炎、肝脏毒性、免疫性肺炎、甲减）发生率较低（9%）。GFR 单抗联合派姆单抗治疗非小细胞 I B 期临床试验正在进行中。

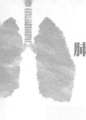

➕ **结语**

肺鳞癌是最常见的肺癌类型之一，经手术、放疗、化疗等综合治疗后，其 5 年生存率仍低于 15%。含铂双药目前仍是晚期肺鳞癌患者一线标准化疗方案。同时，免疫治疗也为患者带来了新的选择。患者朋友们可根据自身情况选择具体的治疗方案，以期达到最佳效果。

肺癌术后的复发率？
分期和病理分型甚至是亚型是决定因素

2014 年的我国肺癌发病率为万分之五，死亡率是万分之四，位于所有恶性肿瘤死亡率之首。现在死亡率还在以每年 4.45% 的速度在上升，且肺癌的发病年龄趋于年轻化。相比其他类型的癌症，肺癌的预后属于最低生存率中的一种。肺癌的预后主要由被确诊时癌症发展的程度（肺癌分期）及肺癌的类型（非小细胞肺癌、小细胞肺癌），甚至是不同的病理亚型共同决定的。不是所有的肺癌患者经过手术切除病灶后就能完全治愈，特别是在就诊时就已经发生转移的患者，治疗后还会有复发的风险。**五年生存率是考核肺癌疗效的一个重要指标，特别是肺癌术后患者，如果 5 年没有复发，一般人就是治愈了，基本上后面不会再复发，如果有新的瘤体长出来，也与原来的肿瘤无关。**

根据肿瘤类型，肺癌可分为非小细胞肺癌和小细胞肺癌两种，非小细胞又可分为肺鳞癌、肺腺癌和大细胞癌等，以下将会为大家一一介绍各种肺癌的术后复发率。

1. 小细胞肺癌

小细胞肺癌早期就可能会出现淋巴结转移和远处血行播散，约 2/3 的病例在初诊时已有血行转移，在剩余的 1/3 中，大多数已有淋巴结的广泛转移。小细胞肺癌一般分为局限型和全身型。局限型小细胞肺癌一般采取典型的"三明治"疗法，即"术前化疗 + 手术 + 放疗 + 术后化疗"，多数患者能取得不错的近期疗效，患者术后复发率一般在 76% ~ 90%。全身型患者发病时间长，症状明显，影像检查提示有淋巴结或远处转移，全身型患者预后很差，平均生存时间为 7 ~ 12 个月，5 年生存率 < 2%。

2. 肺腺癌

一般来说，肺腺癌是按照不典型瘤样增生 →原位癌→微浸润性肺腺癌→浸润性肺腺癌的过程发展的。其中，非典型腺瘤样增生和肺原位腺癌被定义为癌前病变，及时治疗后能达到非常好的预后，复发率接近 0。微浸润性肺腺癌被定义为肿瘤细胞明显沿肺泡壁生长的孤立性，大小 ≤ 3cm 的小腺癌，伴有病变内 1 个或多个 ≤ 0.5cm 浸润灶，微浸润性肺腺癌的治疗目前考虑肺叶手术，微浸润性肺腺癌后期的患者还需要一定的术后化疗，其预后良好，复发率接近 0。

浸润性肺腺癌根据肿瘤大小、是否有淋巴结转移和远处转移可分为四期，一般来说，Ⅰ A、Ⅰ B 期属于早期肺癌，术后加以辅助化疗的预后较好，复发率分别为 10% 和 23% 左右。Ⅱ A、Ⅱ B 期属于肺癌中期，此时可能出现淋巴结转移，复发率分别为 29% 和 42% 左右。Ⅲ A、Ⅲ B 为肺癌中晚期，此时预后较差，复发率分别为 58% 和 76% 左右。Ⅳ期即为肺癌晚期，此时患者已出现远处转移，晚期肺癌患者主要采取化疗姑息治疗，5 年生存率低于 2%。

肺腺癌的预后除了肿瘤分期的因素影响外，病理亚型也具有重要影响。浸润性肺腺癌主要包括贴壁生长（鳞屑样）为主型、乳头状为主型、腺泡为主型、实体型、微乳头状型、浸润性黏液腺癌和胶质样等病理亚型。根据复发风险的高低可将其分为两组，非黏液鳞屑样为主型、乳头状为主和腺泡为主型腺癌为中危组，经过及时正确的治疗可能会有较好的预后，其复发率分别为 10%、17% 和 16%。实体型、微乳头状型、黏液型和胶质样则属于高危组，其预后一般较差，复发率分别为 30%、33%、24% 和 29%。

3. 肺鳞癌

肺鳞癌也是常见的一种肺癌亚型，主要为中央型肺癌，发病率占总肺癌患者的 20% ~ 30%，在男性中发病率高于女性，吸烟是鳞癌的高风险因素。鳞癌的治疗如果能在早期发现，彻底清除癌变病灶，防止复发，也有根治的可能。肺鳞癌和肺腺癌一样，同属非小细胞肺癌，各个分期鳞癌手术后的复发率完全类似于肺腺癌，在此不再重复。

晚期鳞癌患者在明确诊断时癌肿病灶已较大，并侵及支气管以外的器官组织，或已有远处转移，不能通过手术获得根治，仅可进行姑息性疗法以改善症状、减轻痛苦、延长寿命。

4. 大细胞肺癌

又称为未分化癌，生长迅速，早期就已发生转移，恶性程度相对较高，临床上较为罕见，约占全部收治肺癌病例的 1% 左右。大细胞肺癌治疗效果差，预后不良，中晚期一般不容易治愈，可以通过放疗、化疗来改善症状，延长生存时间。

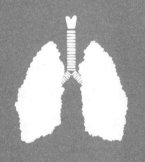

术后篇

肺癌术后为什么要主动咳嗽？
浅谈术后咳嗽的重要性

术后积极咳嗽是每个胸外科医生在术前谈话中都要重点讲解的一个问题，我们一般鼓励患者在手术 24 小时后就开始咳嗽、咳痰，以防止出现相关并发症，为什么咳嗽、咳痰对于胸外科手术那么重要呢？

我们胸外科常做的手术有肺叶切除术（肺部良恶性肿瘤及肺部结核性病变等）、食管癌根治术、肺大疱切除术、胸膜剥脱术、纵隔肿瘤切除术等，这些手术术后对患者有效咳嗽、咳痰的要求都很高！一般来说，上述的胸部手术都是需要打开胸腔进行的，患者在手术过程中需要插管全麻，麻醉成功后患者的自主呼吸消失，呼吸道内分泌物无法自主排出，在手术过程中为了获得更好的操作空间，一般会采取单肺通气，术后再进行双肺通气将压瘪的肺再吹开，但并不是所有患者术后患侧肺都能完全复张。因此，患者术后的咳嗽、咳痰就非常重要了。**术后咳嗽不仅能将被压瘪的肺部小支气管及末梢中的痰液排出，还能促进肺部复张，恢复患者肺功能。**

什么样的咳嗽才有效呢

有效咳嗽就是能有效地将肺内残气挤出体外，带动着将痰排出体外的咳嗽。简单说来，就是我们在深吸气后，需要短暂关闭声门以蓄力肋间肌和膈肌，等待力量足够强时，则需要松开声门，让这些气一贯而出，只有这样，才算是完成了一次有效的咳嗽。以上任何一个环节不到位，都不能称为有效的咳嗽：

吸气不够，不算。

没有屏气蓄力，不算。

松开声门却没有让这些气一贯而出，不算。

用声带的力量带动发出"咳咳咳"的声音，则更不算。

从声音来说，应该表现出一种拉鼓风机的感觉，有力、通畅、一气呵成。

♥ 不愿咳嗽会怎么样呢

很多患者在术后由于怕痛以及担心伤口裂开，不愿咳嗽，配合度低，最终导致产生并发症，无法快速康复。其实在正常情况下，咳嗽不会导致伤口裂开或支气管崩裂，因为不管是缝线还是钉子，都非常坚固牢靠，不会因为咳嗽崩裂。虽然咳嗽确实会带来疼痛，但比起可能引发的并发症，我相信大多数患者还是愿意忍受的，况且我们还有各种止痛的方法可以减缓患者的痛苦。通常，我们推荐患者在不影响休息的前提下每 1 ~ 2 小时必须有效地咳嗽几次，最好 10 次以上。当然，每次咳嗽不是非得咳出痰液，多数需要把肺泡里的分泌物振动下来，随着一次次的咳嗽，将外周的痰液向大气道逐步聚拢，至大气道后，直至咳出。咳嗽的本质目的是通过呼吸肌的挤压，达到以下两个效果：

1. 促进肺复张

术后，患者多接着长长的胸腔闭式引流器，用来排气排液。咳嗽的时候，因为呼吸肌的用力，可以有效地将胸腔内的残气及积液"挤"出体外，促进肺复张。如果不能有效咳嗽，导致肺不张，则有可能导致患者呼吸功能差，机体缺氧，从而导致心衰、多脏器衰竭等问题，最后危及患者生命。

2. 促进痰排出

缺乏有效咳嗽导致的最直接后果就是"内忧外患"的局面。对外来说，残气、残液无法排出，肺受压，无法有效膨胀；对内来说，肺部积痰太多，肺泡功能丧失，无法通气、换气。充满液体的肺泡，不通气、不换气，却享受着双重血供。此时的肺泡就成了充满了各种养分的死水一潭，腐败随之而来。在机体免疫力下降的情况下（缺乏有效氧供），肺部感染也就不奇怪了。为抑制感染，此时会使用各种抗生素，但因为体内始终有一个感染源（沤烂的肺泡组织），最常见的结果就是，虽然用了各种各样的抗生素，病情并没有多大的好转，反而出现了各种耐药菌，身体也变得越来越不堪重负。最后，抗生素肝肾毒性＋全身毒血症的损耗＝肝肾功能逐渐衰竭。一般到了这种情况，留给医生的方法就不多了，很多情况下，就只能眼睁睁地看着自己的患者一天天衰竭下去。

♥ 有哪些方法可以辅助排痰

1. 按压气管刺激

这是被动刺激排痰中最常用的方法，一般是按压患者颈部气管（喉结下）促使患者咳嗽排痰，大家可以先掐自己的气管试一下，这种感觉会刺激机体更愿意主动排痰。

2. 吸痰管

吸痰管可以吸出上呼吸道内的痰液，也可刺激患者咳嗽、咳痰。

3. 环甲膜穿刺

在环甲膜部位将生理盐水注入气管内刺激咳嗽，简单而言说，就是往气管里面打水，会让患者产生一种被淹的感觉，以刺激剧烈咳嗽。

4. 支气管镜吸痰

不少患者或家属在咳不出来痰时会要求医生帮忙做气管镜吸痰。这种方法多是最后的办法，能不到这一步就不要这样，因为这会加重患者的痛苦。气管镜吸痰不是万能的，一般气管镜的直径至少在 5mm 以上，只能到达气管、主支气管，对于之后的段支气管、亚段支气管及各种末梢气管都无济于事，仍然需要患者主动咳嗽排痰。

术后咳嗽被视为术后快速恢复的最重要手段，正因如此，术后咳嗽的重要性应当被每位病友及其家属高度重视。医生和家属要鼓励患者积极排痰，因为即使我们使用了体位引流等方法，也只能让分泌物上移，将其排出还是需要患者本人进行。化痰药物也只能将痰液稀释，降低其黏稠度，但不能让其消失。因此，除了医生在术前向患者及家属讲清楚术后咳嗽排痰的重要性，并耐心教授正确的咳痰方法，家属也需要多关心患者的排痰情况，帮助患者加快身体康复。

肺癌术后长期咳嗽的原因分析及防治

咳嗽本身是人体清除呼吸道分泌物或异物的保护性反射动作，但这一保护性反应如果持续存在，会严重影响患者的生活质量，症状明显者可能影响休息、消耗体力、干扰正常的语言交流，甚至引起上呼吸道黏膜毛细血管破裂而继发咯血，被患者认为肿瘤复发造成精神紧张，影响术后恢复。

肺癌术后长期咳嗽是临床上常见的症状，很多患者认为这是因为有炎症，长期大量口服抗生素，但往往收效甚微。其实这是一个误区，会引起抗生素滥用而产生耐药性，影响今后的治疗。

经过长期大量的术后病情观察和随访，在排除肿瘤复发的因素之后，我们分析引起肺癌术后持续咳嗽的常见原因有以下几个方面：

1. 手术损伤

首先，全麻气管插管导致气管黏膜和声带损伤；其次，术中操作对肺组织的牵拉压迫、钳夹、挤压等引起的局部炎性反应；其他，如气道内缝线、吻合钉等刺激导致慢性肉芽组织增生，支气管残端过长引起盲端积液和炎症等因素都可以引起术后咳嗽。

2. 术后气道的生理性改变

如气管、支气管移位、扭曲，气道反应性增高，迷走神经兴奋性增强等因素都会引起术后持续咳嗽。

3. 术后恢复不理想

如术后胸腔积液积气和残腔形成压迫正常肺组织、胸膜炎症刺激、胸腔粘连等因素，也是引起术后咳嗽的病因。

术后长期咳嗽的特点是昼轻夜重，以刺激性干咳为主，偶有白色泡沫痰，在天气变阴冷或吸入冷空气时加重。 那么，如何才能预防和治疗肺癌术后长期持续性咳嗽呢？下面从两个方面来叙述。

第一方面，与手术相关的损伤及恢复不佳，得从提高手术技艺和加强术后管理两方面着手。而患者对于手术的既定损伤应正确面对，既然不可避免，就积极配合治疗以加快康复。近年来，随着医学技术和理念的发展，微创（胸腔镜、机器人）手术的开展和不插管麻醉下的肺切除手术等，使手术创伤小、术后康复快、恢复好成为现实。

另一方面，为了缓解肺癌术后长期咳嗽症状，正确的药物治疗是必须的。术后早期可用雾化吸入以及适当地含片以缓解气道干燥和黏膜损伤导致的干咳，口服甘草合剂、愈美片、复方待因溶液等止咳药物，以及中药制剂，如川贝枇杷露、鲜竹沥等均可以改善症状。术后恢复期可通过调节饮食、改善局部空气环境等积极措施来缓解咳嗽症状。

通过医患共同努力，积极配合，正确的预防和治疗，肺癌术后长期咳嗽症状会得到明显改善，让患者早日摆脱疾病困扰，重新开始健康快乐的美好生活！

肺癌、食管癌术后出现精神障碍是麻药引起的吗

胸外科肺癌、食管癌术后（一般在 1 周之内），时有患者出现精神障碍（错觉、幻觉、谵妄、烦躁不安、兴奋性增强、语言动作增多或情绪低落等），出现精神障碍的患者家属往往会问医生，患者是不是因为术中麻药引起的精神障碍？

术后精神障碍是指术前无精神异常的患者，术后出现大脑功能活动紊乱，导致认知、情感、行为和意志等不同程度的活动障碍。常见的精神症状有躁狂、幻觉、多语、抑郁及认知功能下降等。肺癌、食管癌患者术后出现精神障碍的发病因素和发病机制非常复杂，是在多种因素的共同影响下引起的中枢神经系统功能紊乱，而不是单一的麻醉药物引起。

肺癌、食管癌术后患者出现精神障碍的原因大致有以下六个方面：

1. 患者个体因素

如年龄、文化程度、职业、性格特征及精神心理等因素，其中高龄是与术后精神障碍关系最密切相关的危险因素。随着年龄的增长，各个脏器生理功能减退，大脑功能降低，对手术的应激能力下降，而且常合并有高血压、糖尿病、脑血管疾病、动脉粥样硬化，这些慢性疾病使得脑组织血流量减少，葡萄糖代谢功能降低，对缺氧敏感，因而增加了术后发生精神障碍的危险性。过度内向、胆小、术前焦虑及对治疗费用昂贵和治疗效果的担忧，也

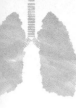
是引起患者术后精神障碍的重要因素。

2. 手术创伤因素

手术时间越长、创伤越大，术后精神障碍的发生率越高。

3. 术中麻醉因素

麻醉过程中对麻醉机的调控不恰当导致的通气不足或过度通气，可导致脑供氧或供血不足，引起代谢障碍，从而引发术后精神障碍。再有，手术过程中对麻醉深浅控制不当，也能引起术后患者出现精神障碍。

4. 某些药物因素

某些抗生素（如头孢他啶、注射用亚胺培南西司他丁钠、环丙沙星等）对中枢神经系统有不同程度的不良反应，可以引起术后精神障碍。服用一些改善心功能的药物（如洋地黄、巴比妥类、硝普钠、利多卡因等），长期服用苯二氮䓬类、抗胆碱等药物，以及术前、术中用药（东莨菪碱、氧化亚氮、氟烷、丙泊酚、异丙酚、芬太尼、氯胺酮等）均可能与术后精神障碍的发生相关。

5. 监护室环境因素

监护室环境对术后精神障碍的发生起重要作用。往往术后患者还没有完全清醒，就被转入监护室的陌生环境，缺少家人的陪伴和照顾，容易产生孤独和恐惧感。此外众多的医疗设备、频繁的仪器报警声、不时进行的各种治疗和患者身上的各种管道的不良刺激，都会给患者带来一种压抑和紧张感。

目睹医护人员抢救重危患者及重危患者的死亡，也可引起患者极度恐惧，诱发精神障碍。

6. 术后水电解质、酸碱失衡和其他并发症

上述因素均可能引起肺癌、食管癌患者出现精神障碍。

肺癌手术后吃什么好？有什么忌口？推荐几种肺癌的食疗方

肺癌手术患者出院时，患者或家属经常会问，肺癌手术后吃什么好？饮食有忌口吗？有什么食疗方对辅助治疗肺癌，减少术后复发有帮助？

其实，目前医治癌症的方法归根到底只有两条路，第一条路是消灭病源，第二条路是增加抵抗力。肺癌手术后，加强营养，增加蛋白质，促进身体恢复，改善免疫力，对辅助治疗肺癌也起着积极的作用。

建议或提倡吃的食物有哪些

1. 高蛋白质饮食

肺癌手术时消耗比较高，一般情况下体重都有一定程度的减轻。术后应改善营养，补充蛋白质。富含蛋白质的食品有：牛奶、动物肝脏、大豆、鱼、瘦肉、猪蹄、赤小豆、花生、猪皮胶、阿胶、牛肉等。

2. 富含维生素的蔬菜，适宜多吃

如苦瓜、绿豆芽、木耳、香菇、茶和菌类食品，如猴头菇等。

3. 富含维生素的水果

如猕猴桃、苹果、蜜桃、葡萄等。

4. 高营养流质或半流质饮食

如莲子羹、鲫鱼汤、牛奶、雪耳羹和豆浆等。

5. 开胃食品

如山楂、白萝卜、香菇、扁豆、山药等。

进食要细嚼慢咽，避免过热、过酸及刺激性饮食，同时要少食多餐。饭后 1 小时不要平卧，提倡饭后散散步。

肺癌手术后有何忌口

在西医治疗期间，忌口问题视情况而定，因人而异，因治疗方法而异。不能机械地规定能吃什么、不能吃什么。肺癌患者在饮食方面要注意遵循那些有科学依据的忌口习惯，而对于那种过分苛求忌口，甚至故弄玄虚的做法则不必言听计从。如果这也"忌口"，那也"忌口"，甚至鸡蛋、豆腐、蔬菜都不敢吃，忌口到最后，只会让患者的营养状况会日趋恶化，不利于治疗康复。

那么，在治疗期间，肺癌患者应该遵循哪些饮食原则呢？我们为大家总结了以下几点：

1. 辛辣、刺激性食物少吃

因为辛辣、刺激性食物容易刺激气管，引起咳嗽。

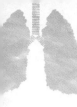

2. 发物、油腻食品不要吃

如黄鱼、带鱼、黑鱼、虾、蟹、鳗鱼、烤鸡等，这些食物都可能滋生痰液，加重咳嗽，故应忌食。

3. 禁吸烟、喝酒

吸烟、喝酒可使呼吸道黏膜充血、水肿，分泌物增多。烟中含有的尼古丁等 20 多种有毒物质均有致癌作用，酒中含有的酒精可以刺激垂体激素的分泌。西医认为酒精也可以增进有毒物质的吸收，是一种促癌剂。

4. 不要吃壮阳食物

如羊肉、狗肉、鹅肉和麻雀肉等。不少动物体内含有激素，对患者身体恢复不利。也不建议吃冬虫夏草、人参精、鹿茸精、桂圆、黄芪、枸杞、西洋参等。有些患者认为这些药物可以使自己身体强壮，其实不然，这些药物可能促使你消耗更多能量，也可能促使肿瘤迅速生长和转移。

5. 不要吃热烫食物

避免烫伤口腔及食管。

6. 少吃糖和高脂肪食物

因为糖，尤其是精白糖，会消耗体内本来就不多的矿物质和 B 族维生素，使机体抗病能力下降。

7. 忌吃腐烂、熏灼、烧烤食物

腐烂食物中会产生一种恶臭物质——乙醛。这种物质致癌率相当高。任何使用木炭、煤炭、煤气烧烤的食物，都含有致癌物质苯并芘。

有些患者可能要说了："这也不让吃，那也不让吃，那到底什么才是我能吃的呢？"下面，我们就给大家推荐几个肺癌手术后的食疗方：

1. 蜂蜜润肺止咳丸

露蜂房、僵蚕各等份，蜂蜜适量。将3味药研末，炼蜜为丸。每日2次，每次6克。功效润肺化痰、散结消肿。适用于咳嗽明显者。

2. 甘草雪梨煲猪肺

甘草10克、雪梨2个、猪肺约250克。梨削皮切成块状，猪肺洗净切成片，挤去泡沫，与甘草同放砂锅内。同时加冰糖少许，清水适量，小火熬者3小时后服用。每日1次，具有润肺除痰作用，适用于咳嗽不止者。

3. 冰糖杏仁糊

甜杏仁15克，苦杏仁3克，粳米50克，冰糖适量。将甜杏仁和苦杏仁用清水泡软去皮，捣烂加粳米、清水及冰糖煮成稠粥，隔日一次。具有润肺祛痰、止咳平喘、润肠等功效。

4. 白果枣粥

白果 25 克、红枣 20 枚、糯米 50 克。将白果、红枣、糯米共同煮粥即成。早、晚空腹温服，有解毒消肿等作用。

5. 银杏蒸鸭

白果 200 克，白鸭 1 只。白果去壳，开水煮熟后去皮、蕊，再用开水焯后混入去骨的鸭肉中。加清汤，笼蒸 2 小时至鸭肉熟烂后食用。可经常食用，具有补虚平喘、利水退肿的功效。适宜于晚期肺癌喘息无力、全身虚弱、痰多者。

> ⊕ 温馨提示
>
> 即使再周到的食疗，也只能起到辅助作用，不能本末倒置，忽视治疗。

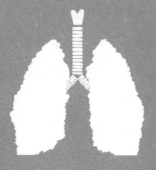

其他篇

最简单的"药"治最贵的病，
一种预防治疗癌症的"特效药"

当身体有了小毛病，很多人总是把希望寄托在吃药上面，却从来没想过改变自己的生活方式和增强自己的体质。美国著名肿瘤学家斯特因说过，60%～80%的癌症都是人为的。诊断出癌症总是那么的意外和沉重。事实上，近一半的癌症都可以预防和避免。

其实很多养生保健、防癌治癌的"良策"，比生病后吃药更划算，没一点副作用，更重要的是，一分钱都不用花！

我们都知道，科学健康的生活方式是预防癌症的关键。包括坚持合理健康的膳食结构、三餐要规律、少吃腌制食品，加强体育运动，控制吸烟和远离二手烟，限制饮酒，保持心情舒畅，定期体检等。在这里，我要重点介绍加强锻炼增强体质在预防癌症中的特殊作用。

大量研究证明，规律的体育锻炼有抗癌作用。比如经常参加体育锻炼可显著减少结肠癌的发生率；也有文献报道，经常参加体育锻炼的女性，其乳腺癌和子宫颈癌的发生率明显降低。大量事实证明，经常参加体育锻炼能有效促进新陈代谢，加强消化与吸收，改善身体机能。而身体机能的提高和免疫力的增强正是防癌抗癌的关键。

事实上，我们每个人，每时每刻，体内都可能会形成肿瘤细胞。但我们机体的免疫系统，在它们还没来得及在数量上发展之前，就能彻底消灭了它。因此，癌症也爱欺负弱者，免疫力强的人能抵抗癌症的发生。

在这里，我要特别向大家介绍一个名词——癌症性格，可能绝大多数人听都没听说过这个名词。癌症性格，又称 C 型性格，就是指容易导致发生癌症的特征性个人性格。性格与人癌症的发生关系密切，从有关统计资料中发现，癌症患者一般有某些特定的性格特点，具有这种性格的人较其他人，更容易得癌症，因此称"癌症性格"。具有这种性格的人，常常习惯委曲求全，服从别人。表面看似平和，实际上情绪常得不到发泄。内心常充满矛盾、压抑和悲观。

心理免疫学的研究表明，心理、性格和情绪因素（癌症性格）在致癌中的作用，正是通过抑制免疫系统的功能实现的。情绪的压抑、绝望感和抑郁等都能减少患者白细胞、淋巴细胞、T 细胞等免疫细胞的数量和活动机能，损伤免疫系统的功能，导致机体不能有效预防和压制癌细胞的变异和生长。

大量研究已经充分证实：活动少的人更容易患癌，运动可以预防肿瘤。那么，什么样的锻炼方式最适合我们，或者说最适合身体羸弱者？这个问题仁者见仁，智者见智。在这里，笔者推荐一种简单方便，老瘦皆宜，且容易坚持的方式——散步，散步，散步（重要的话说三遍）。

"散步可看作治疗癌症的特效药！" 英国慈善组织漫步者协会和麦克米伦癌症援助组织共同指出，如能每天坚持散步 1 英里（1.6 千米），在 20 分钟内走完（强力散步），对乳腺癌、前列腺癌、肠癌的治疗都有明显益处，最高可降 50% 死亡风险。所以散步是防癌的最好方式之一。另外，散步还能减肥、控制血糖、助降压、缓解颈椎痛、护腰、养肺。更重要的是有助于保持良好的心情和增强免疫力，这可是癌症预防策略中不可或缺的重要环节！必须强调的是，走路得有一定速度，最好是能出"毛毛汗"。

吸烟和不吸烟，肺癌的差别有多大

原发性支气管肺癌，简称肺癌，是起源于支气管黏膜或腺体的恶性肿瘤。目前，肺癌的发病率逐年提高，世界卫生组织（WHO）公布的资料显示，无论是发病率还是死亡率，肺癌均居全球癌症首位。

大量研究表明，吸烟是导致肺癌的首要原因，与不吸烟者比较，吸烟者发生肺癌的危险性平均高 4~10 倍，重度吸烟者可达 10~25 倍。

吸烟为什么导致肺癌

研究发现，点燃的香烟烟雾中，含有 3000 多种有毒化学物质，包括尼古丁、一氧化碳、氰化物、放射性同位素以及重金属元素等，目前已经明确的致癌物质有苯并芘、亚硝胺、萘胺、镉、放射性钋等。

如果长期吸烟，烟雾中的致癌物质反复刺激支气管黏膜或腺体，导致肺癌的危险性就会越来越高。吸烟量与肺癌之间密切相关，具有明显的量—效关系，开始吸烟的年龄越小，吸烟时间越长，吸烟量越大，肺癌的发病率就越高。研究发现，烟龄在 15~25 年以上的人肺癌发病率是不吸烟者的 4 倍，烟龄在 20~60 年的人肺癌发病率比不吸烟者高出 100 倍。一支烟的致癌危险性相当于 0.01~0.04mGy 的放射线，每天吸烟 20 支，相当于接受 1.2mGy 的放射线剂量，而到医院拍一张胸片，放射线剂量也不过 0.4mGy。

被动吸烟会导致肺癌吗

当然会。研究发现，被动吸烟或者环境吸烟同样是肺癌的重要病因之一，丈夫吸烟的非吸烟妻子中，发生肺癌的危险性为夫妻均不吸烟家庭中妻子的 2 倍，而且其危险性随丈夫的吸烟量增加而升高。

有报告显示，被动吸烟人群中，82% 在家庭中，67% 在公共场所，35% 在工作场所接触二手烟，20～59 岁的男性在公共场所和工作场所接触二手烟的比例最高。

二手烟虽然比直接吸入气道烟浓度要低，但也达到了致伤阈值；吸二手烟者往往"享受"多个吸烟者的轮番轰炸，因此吸烟时间长，致伤性很突出；一个人吸烟会造成一屋子多个人的被动吸烟；香烟燃烧的烟雾会长时间残留在屋内不易消散，这些因素都导到了二手烟对人类健康的威胁越来越大。

戒烟可以降低肺癌的危险性吗

据《新英格兰医学杂志》报道，通过对美国 20 万余人的调查，吸烟者比不吸烟者死亡率高 3 倍（源于吸烟相关的肿瘤、心血管及呼吸系统疾病），预期寿命短 10 年，不过如果在 35 岁以前戒烟，还可以把这 10 年找补回来，55 岁以前戒烟可以找回 6 年。因此，戒烟的确能降低肺癌发生的危险性。目前国内对戒烟的研究成果令人兴奋，有明确证据表明，戒烟后肺癌发病的危险性逐年降低，戒烟 1～5 年后可减半，10～15 年后肺癌的发病率相当于终生不吸烟者。

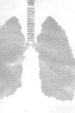

 吸烟和不吸烟者所患的肺癌一样吗

虽然都是肺癌，但可以明确的是，吸烟和不吸烟者所患肺癌的类型是不一样的。

肺癌按照病理类型可分为鳞癌、腺癌、大细胞癌和小细胞癌，吸烟者更容易罹患鳞癌和小细胞癌，不吸烟者则容易罹患腺癌。

肺癌的基因突变研究结果表明，每个癌细胞都可能存在多个基因突变，吸烟者肺癌中基因突变的数目是不吸烟者的至少 10 倍，而且基因突变的种类也不同。与肺癌有关的基因突变最常见的有三个：KRAS、EGFR 和 ALK，吸烟者肺癌中要是 KRAS 突变，而不吸烟者则是 EGFR 和 ALK，而 KRAS 突变到目前没有特效药，这就是为什么吸烟者口服靶向药物疗效欠佳的重要原因。

肺癌会传染吗

有些人会刻意避开癌症患者，不愿意和他们一起就餐、生活，或让晚辈也尽量避开，这样的行为会给患者带来心理压力和情感伤害，不利于抗癌，这些其实都是害怕传染惹的祸。癌症会不会传染？这是家属最关注的问题之一。下文将从 5 个方面解答这个问题。

第一，历史上从未有癌症传染的记载，倒有肿瘤区域聚集现象。比如河南省林县、安阳，广东省揭阳、汕头等地区是食管癌高发区。研究表明，癌症的聚集发生并不是由传染造成的，而是由地域人群共同的不良饮食习惯造成的，其中主要原因是喜欢吃腌制品、熏制品等致癌食物。

第二，从理论上来说，癌细胞是能够被免疫细胞识别和杀灭的。人类免疫系统是一个完备而严密的监测系统，对外来细胞有天然排斥性。在动物实验中，为了把癌细胞移植在小鼠身上进行研究，通常要摘除小鼠的免疫器官，否则移植成功是不可能的。**因此对于外来癌细胞，正常人体免疫系统完全可以及时识别并杀灭它们。**

第三，在实验室内，将患癌动物与健康动物放在一起长时间喂养，没有发现健康动物受到癌症传染的现象。

第四，在病房中，不同种类癌症患者同住一个病室，没有发现相互传染现象。

第五，在医疗中，医护人员多年来与癌症患者直接接触，他们患癌率并不高于非医务工作者。

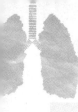

　　癌细胞不会传染，癌症也没有被列为传染病。但需要注意的是，引起癌症的一些病毒具有传染性，如乙型和丙型肝炎病毒、人乳头瘤病毒、EB 病毒等。对于健康人来说，如果接触携带这些病毒的患者，应咨询医生，要采取相应的防护措施。反过来，癌症患者手术或长期放、化疗后，身体免疫力低，健康人携带的病毒或细菌容易传染给患者，因此，在感染病毒时应尽量不要去探望或陪护癌症患者。

小细胞肺癌能治愈吗？
详解各期的五年生存率和能活多久的问题

小细胞肺癌是肺癌的一种特殊类型，属于恶性程度极高的神经内分泌肿瘤，约占肺癌的 15%～20%。小细胞肺癌属于未分化癌，其病理类型包括燕麦细胞型、中间细胞型和混合燕麦细胞型。小细胞肺癌的生物学行为很恶劣，预后凶险。此病诊断前的症状期较短，确诊后的生存期也较短。如果不治疗，广泛期患者仅能生存 6～12 周，而局限期患者的生存期也只有 3～6 个月。

研究发现，小细胞肺癌早期可能会出现淋巴结转移和远处血行播散，约 2/3 的病例在初诊时已有血行转移，在剩余的 1/3 中，大多数已有淋巴结的广泛转移。小细胞肺癌患者治疗前必须进行系统评估，一般分为局限型和全身型。

1. 局限型

患者发病时间短，肿块单一，体积较小，无邻近淋巴结和远处器官转移的现象，所有肿瘤能够被一个可耐受的放疗照射野包括在内。局限型小细胞肺癌一般采取典型的"三明治"疗法，即"术前化疗 + 手术 + 放疗 + 术后化疗"，多数患者能取得不错的近期疗效。局限期患者化疗有效率为 85%～90%，中位生存期 15～23 个月，2 年生存率 25%～47%，5 年生存率 10%～24%。

2. 全身型

患者发病时间长，症状明显，肿块较大，形状不规则，影像检查提示有淋巴结或远处转移，超出了一个可耐受的放疗照射野。全身型小细胞肺癌一般推荐"系统化学治疗 + 局部病灶放射治疗"，如果方案得当，也能取得不错的近期效果，但远期效果一般较差。全身型患者平均生存时间为 7 ~ 12 个月，5 年生存率 < 2%。

 ## 哪些小细胞肺癌适宜手术治疗

目前，小细胞肺癌的治疗策略主要是以化疗为中心的综合性治疗方案。顺铂联合依托泊苷两药联合的化疗方案是小细胞肺癌公认的标准治疗方案。手术是其中的重要组成部分。国内外研究表明手术结合化疗能更好地治疗小细胞肺癌，并控制局部的复发。可以进行外科手术切除的局限期小细胞肺癌患者应按照 T 分期，目前认为 T1-2N0 期的小细胞肺癌患者为外科干预的最佳适应人群，可在充分术前评估的基础上选择肺叶切除 + 纵隔淋巴结清扫，辅以术后辅助化疗，使患者获益最大化，N1 期病变的患者同样能从手术中获益。

手术参与治疗的优势有以下几点。

1. 手术切除可以降低局部复发的风险。

2. 手术用于加强局部控制，不会影响化疗的剂量强度。

3. 完整的手术分期可以识别有高度复发风险的患者。

4. 手术可以完全去除肿瘤而不影响骨髓，不会影响化疗效果。

所以，手术可能使早期局限型小细胞肺癌治疗更有效。据近期发表在

《Lung Cancer》上的一项回顾性研究，经历手术切除的 I 期局限期小细胞肺癌患者，与未接受手术治疗的患者相比，具有显著的生存优势。研究结果发现，I 期疾病患者的中位生存为 75 个月，Ⅱ 期疾病患者为 18 个月，Ⅲ 期疾病患者为 15 个月。I 期疾病患者的 5 年总生存率为 58%，Ⅲ 期疾病为 29%，Ⅲ 期疾病为 18%。手术切除与 I 期疾病患者 5 年生存率的显著升高相关（62% *vs* 25%），但没有带来 Ⅱ 期（33% *vs* 24%）或Ⅲ 期（18% *vs* 18%）疾病患者生存率的提高。

小细胞肺癌，虽然很难治疗，但近年来，在患者及家属的积极配合下，治愈病例已不少见。免疫治疗为小细胞肺癌患者带来了希望。如果患者 PD-L1 表达水平较高，可以考虑免疫治疗。2017 年 NCCN 指南中首次推荐将免疫治疗 nivolumab（纳武单抗，Opdivo）+Ipilimumab（伊匹单抗，Yervoy）作为治疗后复发的小细胞肺癌患者（复发时间≤ 6 月）的备选后线治疗。

早期肺癌手术后能活多久？治愈才是硬道理

经常会有患者或家属问："肺癌能完全治好吗？早期肺癌手术根治后会复发吗？早期肺癌手术后能活多久？"这些问题其实还真不好回答，具体到每一个个体，不管是肺癌早期、中期，还是局部晚期，手术后，完全治愈、复发和转移等各种可能性都存在。我们能回答的只是各种可能性的概率。

癌症具有"不确定性"的显著特点，这种不确定性使得没人能够确切地告诉患者在未来的几年会怎么样，会发生什么。医生也无法告诉你，谁一定能完全治愈，谁的癌症一定会复发。每个个体的肿瘤都是独一无二的，没有两个病例会完全一样，对治疗的反应更是千差万别，许多因素也影响着术后的恢复和预后。临床上也常可见到，较早期的肺癌术后短期复发，而较晚期的肺癌术后长期生存的例子。本文就重点谈谈早期肺癌的治愈概率。

要了解各期肺癌的治愈率，先搞清楚分期。肺癌的分期是很复杂的。非小细胞肺癌可以分为 4 期：Ⅰ、Ⅱ、Ⅲ和Ⅳ，每一期又可以再分为多个亚期，一般来说早期肺癌包括 0 期、Ⅰ期和Ⅱ期肺癌，即使是早期肺癌，各个亚期的治愈率也不尽相同：

1. 0 期

称为原位癌，意思就是肿瘤局限在原发局部位置，未侵及周围组织，也无肺外转移。属于肺癌浸润前病变。治愈率为 100%。

2. Ⅰ期

肿瘤比较小，且无淋巴结转移，手术可以完全切除，根据肿瘤的大小，又可分为ⅠA期和ⅠB期，肿瘤较小的为ⅠA期，较大的为ⅠB期，ⅠA期继续细分可分为ⅠA1、ⅠA2、ⅠA3，治愈率也大不一样。治愈率平均为85%。

3. Ⅱ期

也可以分为ⅡA期和ⅡB期两个类型。ⅡA期是肿瘤稍大但无邻近淋巴结转移。ⅡB期的是指较大的肿瘤，有或无肺周围结构受累，但无淋巴转移。治愈率为65%。

治愈才是硬道理，针对早期肺癌，手术根治追求的是完全治愈，追求的是术后10年、30年生存率，追求的是还给社会一个健康的、有完全劳动力的人。在2017年TNM第8版分期中，全球近10万例的真实世界大数据表明，早期肺癌手术后的治愈率平均高达70%～80%。

各期肺癌治愈率

Pgrp6	Events/N	MST	24 Month	60 Month
IA1	89/1098	NR	97%	92%
IA2	490/4358	NR	96%	88%
IA3	474/3119	NR	94%	85%
IB	911/3942	NR	92%	77%
IIA	218/745	NR	87%	71%
IIB	985/2497	NR	80%	58%
IIIA	1719/3173	45	69%	42%

续表

Pgrp6	Events/N	MST	24 Month	60 Month
IIIB	649/924	25	51%	24%
IIIC	34/44	16	39%	8%

总之，肺癌分期越早，预后越好。非典型腺瘤样增生、微浸润性肺腺癌、肺原位腺癌治愈率接近100%，Ⅰ A、Ⅰ B、Ⅱ A、Ⅱ B、Ⅲ A、Ⅲ B和Ⅳ期肺癌的治愈率分别为90%、77%、71%、58%、42%、24%和0%。

近年来，随着微创技术的进展，外科手术的切口越来越小，而疗效也越来越好。早期肺癌完全能够用微创手术来治疗，在保证与传统开胸手术一样的效果的同时，微创手术使患者的伤口小（只要2～3cm），出血少，出院早，而恢复更快。

肺癌首诊时的临床分期决定着患者的预后，Ⅳ期肺癌患者的5年生存率基本等于零，0期或微浸润性肺腺癌的治愈率接近100%，Ⅰ A期的患者也高达92%。如果能在早期将患者筛查出来进行治疗，可极大提高肺癌患者的治愈率。

因此，除了重视早期肺癌的及时治疗，更应关注早期肺癌的筛查。早期肺癌筛查强调"两高一低"，即在肺癌高发地区，锁定肺癌高危人群，用低剂量螺旋CT进行筛查，以达到早发现、早诊断、早治疗的目的。建议工作生活在肺癌高发地区的中老年人或高危人群，每年体检时做一次胸部CT。

中晚期肺癌能治愈吗？
不能手术的中晚期肺癌还能活多久

　　肺癌是全球"杀伤力最大的肿瘤"，每 4～5 个恶性肿瘤患者中，就有 1 个死于肺癌。肺癌起病隐匿，早期无明显症状和体征，导致 70%～80% 的肺癌发现时即已是中晚期。通常意义上的中晚期患者其实包括中晚期（局部晚期）患者和晚期患者。肺癌中晚期是由于癌细胞可能发生扩散、转移，病变较晚，各种治疗手段已难以抑制癌细胞不可控制的疯长，从而严重威胁患者生命。今天我们就来谈谈中晚期（局部晚期）肺癌。中晚期肺癌还能手术吗？不能手术的中晚期患者还能活多久？话题虽然沉重，但希望本文能给患者带来信心和希望。

　　什么是中晚期（局部晚期）肺癌？让我们先来看看肺癌的通常分期：

1. 肺癌早期

　　包括ⅠA期和ⅠB期，ⅠA期肿瘤最大径≤3cm，未侵及胸膜，未侵及主支气管，无淋巴及远处转移。ⅠB肿瘤略大于ⅠA期肿瘤，3cm＜肿瘤最大径≤4cm，无淋巴及远处转移。

2. 肺癌中期

　　包括ⅡA期和ⅡB期，具体不详细介绍，可查阅相关资料。

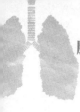

3. 肺癌中晚期（局部晚期）

包括ⅢA期和ⅢB期。

4. 肺癌晚期（Ⅳ期）

有远处转移。

哪些肺癌患者能选择手术治疗

其实肺癌中晚期患者能活多久与很多的因素都分不开，这取决于中晚期肺癌的治疗方法是否得当，患者是否有良好的心理状态，治疗后有没有很好的护理方法等一系列问题，同时患者也不要为了纠结能活多久而影响自己的心情，只要选对医院，选对治疗方法，有坚强的意志，患病后再活一二十年，甚至更长的时间，也完全是有可能的。

肺癌发展到中晚期，很多治疗方法都不太适合这个阶段的患者。

肺癌能否手术取决于以下因素：① 心肺状态能否耐受手术；② 是否有胸腔以外的远处脏器转移；③ 胸腔内除原发灶以外是否有其他部位转移，如胸膜转移、纵隔淋巴结转移等。

能够手术的肺癌包括Ⅰ～ⅢA期肺癌，其中ⅢA期肺癌中如出现纵隔淋巴结多组转移，则可考虑化疗后，肿瘤或淋巴结明显缩小和降低分期后再施行手术。因此，部分中晚期患者也是能手术的，手术能让这部分患者生存获益，甚至治愈。

肺癌中晚期还能活多久？生存率如何

肺癌扩散了还能活多久，也是根据患者的身体素质及所采用的治疗方法来决定的，而不是说肺癌一扩散就意味着死亡。虽然说肺癌这种疾病，肯定是及早查出、及早手术，才有可能彻底治愈。一旦在肺癌晚期才查出病情，那么，生命的存活时间就非常短暂了。一般来说，在肺癌中晚期是很容易扩散的，一旦扩散，基本上只能存活半年，如果还没有扩散，则可以存活3～5年。

肺癌总的五年生存率大约为 15.9%。不能手术者自然生存时间平均为 8 个月，化疗能延长至 10～11 个月，一年生存率在 40% 左右。

而对于那些能够施行外科手术切除的患者，平均五年生存率为 40% 左右。其中，经过手术治疗的ⅠA期肺癌患者，5 年生存率大约为 80%～90%；ⅠB期肺癌患者，5 年生存率大约为 50%～70%；Ⅱ期经过手术治疗的肺癌患者，5 年生存率为 40%～50%；仍旧能够施行手术的ⅢA期非小细胞肺癌患者，5 年生存率为 20%～30%，不能手术的ⅢB期患者则仅为 5%～17%。Ⅳ期肺癌是最晚期肺癌，平均 5 年生存率不到 2%。也就是说，部分中晚期肺癌患者（局部晚期）也是能够手术的，也有一定的治愈机会。

早在 2007 年，世界卫生组织就发布，1/3 的癌症患者，早诊早治，完全可以治愈；1/3 的癌症患者，只要治疗正确，能够长期带瘤生存；另外 1/3 的癌症患者，可以延长生命。

时至今日，靶向治疗和免疫治疗的巨大进步，改变了这一结局。大部分癌症已成为临床可控的慢性疾病，肺癌也是如此。靶向药物治疗和免疫治疗的进步，只要能匹配到合适的靶向治疗药，即使是晚期肺癌，也能长期带瘤生存，能显著延长中晚期肺癌患者的生存期，在一定程度上也提高了患者的生活质量。近 10 年来，中、晚期肺癌患者生存期增加了 2 ~ 2.4 倍，从此前化疗时代的 14 个月延长至 33 个月；5 年生存率从 2% 增长到 18%。

目前上市的肺癌靶向药物主要针对人表皮生长因子受体和间变性淋巴瘤激酶，针对前者的药物最先发明，品种也最多。在亚洲黄色人种肺癌患者中，人表皮生长因子受体突变的比例最高，在肺腺癌患者，特别是女性不抽烟肺腺癌患者中，其突变率甚至超过 50%，而在其他人种当中，概率远远没有那么高，所以这些药物更多地给亚洲女性患者带来了福音。这部分晚期患者坚持使用靶向药物生存时间中位数由原来的 1 年提高到了 2 ~ 3 年。

肺癌治疗方法的选择已经逐渐从之前的以组织病理学为依据逐渐向以基因分子层面的检测为基础转变，随之而来的是肿瘤的个性化治疗，结合患者的个人身体状况等因素，做到每个人的治疗都不一样，以期最大化地延长患者生命预期和生活质量。目前来说，靶向药物还是更多地用于肺腺癌患者的治疗，但其他类型的肺癌也可以做基因检测，如果有基因突变，可以考虑使用靶向治疗。最早期的肺癌可以通过手术根治，不需要增加其他治疗，但其他分期的肿瘤需要进行综合治疗，可以尝试在化疗、放疗之后加用靶向治疗。

中国肺癌治疗水平也基本与国际水平同步。靶向治疗是针对明确的致癌靶点，使肿瘤细胞特异性死亡而不杀灭正常细胞的治疗方法，患者获得良好治疗效果的同时，毒副作用小，生活质量得到了极大提高，真正达到了让肺癌中晚期患者活得长、活得好的目标。临床上也常能见到少数靶向治疗效果好的中晚期患者带瘤生存 5 年甚至 10 年的个案。靶向药物治疗，让肺癌中晚期患者长期带瘤生存成为现实！

　　每一个人的生命都是宝贵的，相信彻底攻克肺癌的那一天很快就会到来!

　⊕ 提示

近年来，中晚期肺癌的手术治疗和晚期肺癌的靶向治疗研究均有了重要进展，部分中晚期肺癌患者（局部晚期）也是能够手术的，有一定的治愈机会。

肺腺癌

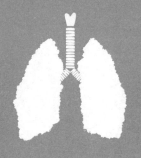

认识肺腺癌篇

肺腺癌是如何炼成的
——详解各阶段肺腺癌治愈率和能活多久的问题

近年来，在中国肺腺癌的发病率呈上升趋势，目前肺腺癌已占肺原发肿瘤的大约 40%～50%，体检发现的早期肺癌大多是肺腺癌。在所有肺癌类型（包括腺癌、鳞癌、小细胞肺癌及大细胞肺癌等）中，肺腺癌发病率最高。肺腺癌中，女性患者偏多，与吸烟关系不大，但和遗传关系密切。

什么是肺腺癌

肺腺癌是肺癌的一种，属于非小细胞癌。肺腺癌大多起源于较小的支气管黏膜分泌黏液的上皮细胞。不同于鳞状细胞肺癌，肺腺癌常位于肺部的较周边，肿瘤生长的速度较慢（倍增时间约 120 天）。早期无征兆，往往在体检时被发现，表现为圆形或椭圆形肿块。那么，肺腺癌是如何形成的？有哪些分类？各类各期肺腺癌的治愈率是多少？

肺腺癌是如何炼成的

肺腺癌是国内肺癌发病率最高的一种类型，肺腺癌是怎么一步步发展起来的呢？从病理学角度分析发现，肺腺癌并不是突然长成的，而是有一个发展过程，或者叫成长史，它是由良性病变一步步发展成了恶性病变，由无侵袭性的惰性病变变成高度侵袭性的浸润性病变的。这个过程可长达几年到十几年。在这个时间窗口通过体检发现的肺腺癌，手术治疗效果都很好，几乎都能达到治愈的程度。

早期肺腺癌沿着肺泡壁生长，癌细胞数量也较少，肺泡壁稍增厚，肺泡没有明显狭窄或塌陷，癌细胞所在的肺组织形成的结节密度比正常肺组织稍高，但其中尚含有较多气体，因此 CT 上看到的结节就是比正常肺组织密度稍高的纯磨玻璃结节。随着癌细胞沿着肺泡壁生长范围增大及数量的增多，肺泡壁增厚及肺泡的塌陷，结节增大及密度增高，CT 上看到的结节就表现为磨玻璃结节增大及出现不同程度的变实，部分结节可形成结节内小空泡或结节周围的毛刺。

2011 年发布的肺腺癌多学科分类将肺腺癌从发生发展的线性关系分为 4 类：① 非典型腺瘤样增生；② 肺原位癌；③ 微浸润性肺腺癌；④ 浸润性肺腺癌。

凡是在贴壁生长为主型肺腺癌这一步之前的病变，肿瘤向外侵袭的能力很低，CT 影像上多表现为磨玻璃样改变，也就是我们常说的肺磨玻璃结节，手术切除的治愈率接近 100%。而一旦肺腺癌发展超过了贴壁生长为主型肺腺癌这一步，成为其他亚型的浸润性肺腺癌，则获得了较强的向外侵袭能力，其中又以实体型和微乳头型恶性程度最高，即使是手术切除后，往往也会面临着或多或少的复发风险。

非典型腺瘤样增生和肺原位腺癌均归入肺腺癌的浸润前病变，惰性是其特点，但它们也不完全是"羊"，而是"披着羊皮的狼"，在惰性的基础上存在演变性和多样性，在肺腺癌的发生发展过程中，伴随一系列分子事件和相应的影像病理学改变，实性成分增加，非典型腺瘤样增生和肺原位腺癌在特定条件下可演变成侵袭性的肺腺癌。

各种类型的肺腺癌治愈率分别是多少

1. 非典型腺瘤样增生

非典型腺瘤样增生病变局限（≤ 0.5cm），影像学上，非典型腺瘤样增生通常为 ≤ 0.5cm 的磨玻璃结节。病变可为单个或多个，密度很低，表现为纯磨玻璃结节，病变内任何正常结构，如血管，都能清楚显现。非典型腺瘤样增生可长期稳定不变，临床上 CT 判断为非典型腺瘤样增生可暂不需要处理，通常每年 CT 随访一次。手术后的根治率为 100%。

2. 肺原位腺癌

癌细胞完全沿着以前存在的肺泡壁生长，无间质、血管或胸膜浸润。肺泡间隔可增宽伴硬化，但无瘤细胞间质浸润。影像学上，肺原位腺癌的典型表现为纯磨玻璃结节，在 HRCT（高分辨率 CT）上比非典型腺瘤样增生的密度稍高，有时病变为部分实性结节，偶尔为实性结节。肺原位腺癌切除后预后极好，治愈率达 100%。

3. 微浸润性肺腺癌

微浸润腺癌定义为肿瘤细胞明显沿肺泡壁生长的孤立性的，直径≤ 3cm的小腺癌，伴有病变内 1 个或多个 ≤ 0.5cm 的浸润灶。影像学上，微浸润性肺腺癌表现不一，非黏液性微浸润性肺腺癌通常表现为以磨玻璃样成分为主的部分实性结节，实性成分位于病变中。黏液性微浸润性肺腺癌很少见，表现为实性或部分实性结节。标准外科治疗仍考虑为肺叶切除术，治愈率接近100%。

4. 浸润性肺腺癌

浸润性肺腺癌被分为以鳞屑样、腺泡样、乳头状、实性生长方式为主的亚型；浸润性肺腺癌的变异型包括浸润性黏液型腺癌、胶样型腺癌、胎儿型腺癌、肠型腺癌的亚型。和其他所有的癌症相同，浸润性肺腺癌越早发现、越早治疗，治愈率也越高。分期越早肺腺癌预后越好。ⅠA、ⅠB、ⅡA、ⅡB、ⅢA、ⅢB和Ⅳ期肺腺癌的治愈率分别为90%、77%、71%、58%、42%、24%和0%。

♥ 针对肺腺癌的成长过程制定防治策略

通过了解肺腺癌的成长史，我们发现肺腺癌并不可怕，只要在它还小的时候予以发现并进行手术治疗，就可以免除后患，一劳永逸。因此，对于高危人群的常规CT体检是至关重要的。高危人群包括以下几类。

1. 长期吸烟，每天吸2包，吸了20年以上。

2. 年龄大于55岁，有肿瘤家族史。

3. 有职业暴露史，接触放射线，或者在粉尘环境里工作。

4. 有肺部的基础性疾病。

为了尽可能避免漏检，对健康人群来说，35 岁以上就应该做一次低剂量螺旋 CT 筛查，如果没有问题，以后可以每 2 年做一次。而体检发现了肺部小结节一定要去胸外科就诊，由专业胸外科医生制定下一步治疗方案或随访策略。最近，我在临床上就遇到一个 36 岁的男性患者，4 年前体检就发现肺上有小的磨玻璃结节，每半年随访一次，看着结节逐渐变大、变实，却一直没有接受手术治疗，直到今年来我们科室就诊复查，CT 可见肺上已经有多个结节了，进一步做 PET-CT，发现已经出现远处转移，成了晚期肺癌，丧失了手术机会，实在可惜。

肺腺癌分类

国际肺癌研究学会、美国胸科学会、欧洲呼吸学会（IASLC、ATS、ERS）联合于 2011 年在《胸部肿瘤学杂志》上公布了关于肺腺癌的国际多学科分类新标准，首次提出了分别适用于手术切除标本、小活检及细胞学的分类方法。概念的更新变动较大。

首先，新分类推荐不再使用细支气管肺泡癌和混合型肺腺癌的名称，而代之以肺原位腺癌和微浸润性肺腺癌的命名。肺原位腺癌被定义为局限性、肿瘤细胞沿肺泡壁呈鳞屑样生长，无间质、血管或胸膜浸润的小腺癌（≤ 3 cm）。微浸润性肺腺癌则被定义为孤立性、以鳞屑样生长方式为主且浸润灶 ≤ 0.5 cm 的小腺癌（≤ 3 cm）。肺原位腺癌和微浸润性肺腺癌通常表现为非黏液型或极罕见的黏液型亚型，这两类患者若接受根治性手术，则其疾病特异性生存率分别为 100% 或接近 100%。

其次，浸润性肺腺癌可被分为以鳞屑样、腺泡样、乳头状、实性生长方式为主的亚型，推荐新增"微乳头状生长方式"亚型，因其与预后差相关。将原 WHO 分类中透明细胞腺癌、印戒细胞腺癌归入实性为主亚型。

再次，浸润性肺腺癌的变异型包括浸润性黏液型腺癌（之前的黏液型细支气管肺泡癌）、胶样型腺癌、胎儿型腺癌、肠型腺癌，取消原 WHO 分类中黏液性囊腺癌，新分类认为这只是胶样型腺癌局部形态学表现。肠型则是新提出的亚型，在形态学上要将其与消化道来源的腺癌进行鉴别。

　　最后，对浸润性肺腺癌提倡全面、详细的组织学诊断模式，而不再笼统地将其归为混合亚型。诊断模式举例：肺腺癌以实性生长方式为主，10% 呈腺泡样生长方式，5% 呈乳头状生长方式；在之前 WHO 分类中，仅当肿瘤成分（某一特殊生长方式）所占比例达到 10% 时才被视为一种构成成分，而新分类推荐，只要达到 5% 就应该在诊断中进行描述。

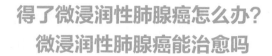

得了微浸润性肺腺癌怎么办？
微浸润性肺腺癌能治愈吗

目前，人们对于肺癌的认识越来越全面，对肺癌的重视程度也逐渐提高。同时，随着 CT 的广泛应用，越来越多的患者在肺癌早期就被发现，从而得到更好的治疗和预后。然而，不少患者在拿到病理报告后，看到"微浸润性肺腺癌"都会一头雾水，不知道它具体是什么。到底微浸润性肺腺癌的定义是什么？严不严重？做了手术就能治好吗？

什么是微浸润性肺腺癌

肺腺癌是最常见的一种肺癌。2011 年，国际肺癌研究学会、美国胸科学会、欧洲呼吸学会联手推出了肺腺癌的国际多学科分类，首次提出了肺原位腺癌（AIS）及微浸润性肺腺癌（MIA）的概念。2015 年 WHO 肺肿瘤分类采纳了上述分类法，并做了一些变更。微浸润性肺腺癌是浸润前腺癌和浸润性腺癌之间的一种中间亚型。

微浸润性肺腺癌的诊断标准

局灶性病变（直径 ≤ 3.0 cm），肺腺癌细胞以贴壁式生长为主且浸润灶 ≤ 0.5 cm。微浸润性肺腺癌主要分为三种类型：黏液型，非黏液型以及黏液 /

非黏液混合型。

微浸润性肺腺癌的影像学表现是什么

肺窗表现为局部密度增高，但不掩盖经过的支气管或血管的阴影称为磨玻璃结节，根据病灶的密度是否均匀以及病灶是否伴有软组织成分，可分为纯磨玻璃结节和混合密度的磨玻璃结节。微浸润性肺腺癌多表现为纯磨玻璃结节或者混合密度的磨玻璃结节，多为圆形或类圆形，边界较清晰。微浸润性肺腺癌与浸润性肺腺癌在病灶大小、实性成分大小、病灶密度、形状、边缘毛刺、内部空泡和胸膜凹陷等方面均存在差异。微浸润性肺腺癌和浸润前病变在实性成分大小和病灶密度方面也存在一定的差异。

微浸润性肺腺癌能治好吗

人们谈肺癌色变，其实，肺癌的发生发展也有一个循序渐进的过程，主要是由不典型腺瘤样增生→肺原位癌→微浸润性肺腺癌→浸润性肺腺癌发展的。最新临床数据证实，1cm 以下以磨玻璃病变为主的原发性肺癌中，主要是肺原位癌和微浸润性肺腺癌，这两类癌都属于"惰性状态"，即生长缓慢，极少出现淋巴结和远处转移，被称为"早早期肺癌"。

微浸润性肺腺癌通过肺叶切除术其治愈率可达 100%，同时，现在也有很多回顾性研究认为直径 < 2cm 的微浸润性肺腺癌可以进行局部切除，治愈率与肺叶切除术相近。对于直径 < 1cm 的微浸润性肺腺癌，可以定期随访，有增大趋势时可以进行手术切除。

肺腺鳞癌是个啥

综合目前大多数关于肺腺鳞癌的文献报道，肺腺鳞癌的临床表现无特异性，首发症状常为咳嗽、咳痰、咯血及胸背痛等常见肺癌症状。临床表现对于肺腺鳞癌的诊断无明确的提示作用。

肺腺鳞癌病理成分较为复杂，因而其生物学行为特殊，同时具备肺腺癌及肺鳞癌的恶性生物学特征，即更具有侵袭性，既易局部浸润，又易于发生淋巴结转移及血行转移。通常确诊时很少为 I 期或 II 期，恶性度高，预后差。

❤ 局部浸润

Shimizu 等人报道，在肺腺鳞癌患者中，原发肿瘤分期较晚（包括 T3、T4）的患者比例显著高于肺腺癌患者，分别为 43% 及 24%。且大部分肺腺鳞癌为周围型，常侵及脏层胸膜，导致胸膜皱缩，且发生壁层胸膜及胸壁受侵的概率也远远大于单一病理组织的肺腺癌或肺鳞癌。

❤ 淋巴结浸润

国内外报道肺腺鳞癌发生淋巴结转移比率高，可达 48.4%。李鉴等人通过对肺腺鳞癌患者术后淋巴结活检，总结出肺腺鳞癌淋巴结转移规律，认为肿瘤原发部位不同，发生淋巴结转移的区域及途径不同。同时，肺组织淋巴网络繁复交错，可发生淋巴结跳跃转移。但总的来说，发生转移率最高的淋巴结区域为肺门区。

远处转移受病理组织取材大小的限制，目前绝大多数肺腺鳞癌为通过术后组织活检确诊，其他取材途径，如用支气管镜刷片、痰脱落细胞、胸水脱落细胞等方法确诊肺腺鳞癌的病例少之又少。所以，目前大部分关于肺腺鳞癌的文献均来源于术后患者，分期多为ⅢB期之前，关于远处转移的研究有限。

肺腺鳞癌的治疗现状

肺腺鳞癌属于非小细胞型肺癌的一种，2010 年 NCCN 指南指出，非小细胞肺癌治疗模式为手术、化疗、放疗及分子靶向治疗等相结合的多学科综合治疗模式。但因肺腺鳞癌独特的生物学特性，故肺腺鳞癌的治疗在遵循 NSCLC 治疗指南的同时，仍具有一定的特殊性。对于肺腺鳞癌的治疗，手术治疗最为重要。手术为能良好耐受手术的 Ⅰ 期、Ⅱ 期患者提供了治愈的机会，且Ⅲ A 期可完全切除的患者也首选手术治疗。手术方式包括有袖状肺叶切除术、肺叶切除术、全肺切除术以及电视辅助胸腔镜外科手术（VATS）。

不同手术方式的选择遵循以下原则：

1. 如解剖位置合适，能够做到切缘阴性，应当行解剖性肺切除术（袖状切除术），效果优于全肺切除术。如不满足上述条件，患者身体状况允许，应行肺叶切除术或全肺切除术。如身体条件不允许，则行局限性切除（如肺段切除术和楔形切除术）。

2. 电视辅助胸腔镜外科手术是近年来发展较快的微创外科治疗技术，被 2010 年 NCCN 指南所收录。研究显示 I 期患者行电视辅助胸腔镜外科手术加淋巴结切除后，与常规开胸手术相比，5 年生存率无明显差别。且具有术中出血风险小、术后恢复快、并发症少等优势，主要适用于 I 期肺癌患者。

3. 晚期患者病灶无法切除的局部治疗。

4. 不可治愈患者的姑息治疗。需根据患者肿瘤分期、PS 评分等因素选择放疗、化疗的治疗方式。

分子靶向治疗的进步归功于肺癌遗传学及分子生物学的发展，目前已有多种分子靶向药物投入临床应用，通过大规模临床实验，明确疗效的有：人表皮生长因子受体酪氨酸激酶抑制剂吉非替尼及厄洛替尼，血管内皮生长因子抑制剂贝伐珠单抗以及人表皮生长因子受体拮抗剂西妥昔单抗。其中吉非替尼已被列入我国非小细胞肺癌的一线治疗方案中。而贝伐珠单抗及西妥昔单抗在中国尚未列为一线治疗方案。肺腺鳞癌的部分患者存在人表皮生长因子受体突变阳性，因而针对人表皮生长因子受体突变阳性患者可应用人表皮生长因子受体酪氨酸激酶抑制剂治疗。

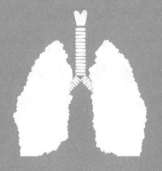

症状篇

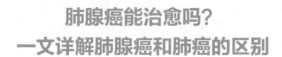

肺腺癌能治愈吗？
一文详解肺腺癌和肺癌的区别

　　肺腺癌是肺癌的一种，属于非小细胞癌，是国内肺癌发病率最高的一种类型，肺腺癌大约占肺原发肿瘤的 40%。与鳞状细胞肺癌不同，肺腺癌较容易发生于女性及不抽烟者。肺腺癌多见于肺部的周边，肿瘤扩大的速度较慢。早期的肺腺癌没有明显征兆，因此在 X 线检查出圆形或类圆形阴影时，多半已经是晚期了。

肺腺癌和肺癌有什么区别呢

　　肺癌是肺部恶性肿瘤的统称，肺腺癌只是其中一类。肺腺癌与其他肺癌的区别在于肿瘤发生的组织不同。肺癌主要分为四种：鳞形细胞癌（又称鳞癌）、未分化癌、腺癌和肺泡细胞癌。根据病理类型，肺癌可分为小细胞肺癌和非小细胞肺癌（鳞癌、腺癌、腺鳞癌等）。肺腺癌起源于支气管黏膜上皮细胞，主要为周围型肺癌，其发病率低于鳞癌和未分化癌，发病年龄较小，多发于女性患者。

早期肺腺癌的主要症状

1. 咳嗽

因为肺腺癌长在支气管肺组织上，在呼吸时会产生刺激性咳嗽，早期多为干咳，呈间歇性，无痰无血。

2. 痰中带血

肿瘤炎症致坏死、毛细血管破损时会有少量出血，血液随痰液咳出，呈间歇性，很多肺癌就是因痰血而就诊的。

3. 胸痛

肺腺癌早期胸痛较轻，多为隐痛且部位不固定，与呼吸的关系也不确定，如果肺部持续胀痛则可能是癌症累及胸膜。

4. 低热

肿瘤堵住支气管后，可能会导致阻塞性肺叶，程度轻者表现为低热，程度重者则为高热，用药后可暂时好转，但很快又会复发。

5. 气闷或者气急感

肺腺癌影响了肺部正常功能，患者劳累时易感觉气闷和气急，主要见于中央型肺癌。

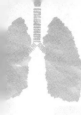

 肺腺癌能治愈吗？各期各亚型肺腺癌的治愈率是多少

1. 目前肺腺癌的治疗，主要以手术为主，辅助化疗、靶向治疗、放射治疗、细胞免疫治疗，还有射频消融治疗。和其他所有的癌症相同，肺腺癌越早发现、越早治疗，治愈率也越高。分期越早，肺腺癌预后越好。有文献报道，ⅠA、ⅠB、ⅡA、ⅡB、ⅢA、ⅢB和Ⅳ期肺腺癌的治愈率分别为90%、77%、71%、58%、42%、24%和0%。

2. 肺腺癌从良性病变到恶性病变，由无侵袭性的惰性病变到高度侵袭性的浸润性病变的过程可长达几年到十几年，贴壁生长为主型肺腺癌之前的病变（包括腺瘤样增生、肺原位癌、微浸润性肺腺癌），其外向侵袭能力低，CT影像多表现为磨玻璃影（即磨玻璃结节），此时手术切除的治愈率接近100%，术后不需要放疗、化疗，基本不复发。

3. 贴壁生长为主型肺腺癌在浸润性肺腺癌中预后最好，治愈率为95%。一旦肺腺癌发展成为其他亚型的浸润性肺腺癌后，其向外侵袭能力较强，实体型和微乳头型腺癌的恶性程度最高，及时手术切除后也可能会面临复发的风险。

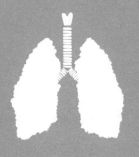

检测篇

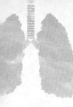

为什么肺腺癌要做基因检测

"基因检测"这个看上去科技含量很高的字眼只是科学家们关注的领域吗？跟我们的日常生活有关系吗？

什么是基因检测

基因检测是通过血液、其他体液或细胞对 DNA 进行检测的技术，是取被检测者脱落的口腔黏膜细胞或其他组织细胞，扩增其基因信息后，通过特定设备对被检测者细胞中的 DNA 分子信息做检测，预知身体患疾病的风险，分析它所含有的各种基因情况。基因检测可以诊断疾病，也可以用于疾病风险的预测，且其准确率达到 99.9999%。

哪些人需要做基因检测

是不是看完上面的一堆文字，还是一头雾水？其实，简单点说，基因检测就像是帮助身体排雷。首先，通过检测得知身体某处可能存在一个"雷"，然后，知道这个"雷"具体在哪里，如何去避免引爆这个"雷"。或者可以把这个"雷"灭了！

从健康角度来说，任何人都应该去做基因检测。好比汽车出厂时都附带说明书，告诉大家如何使用。基因就像人体的说明书，能够预知未来，只是说很多人没有意识到自己应该去做基因检测。

特定人群则可以根据家族特点选择。比如有的人家族里有肿瘤患者，会对肿瘤的关注度比较高，可能会针对肿瘤的基因进行检测；有的人对心脑血管疾病的关注度比较高，可能会做与此相关的检测等。此外，这还取决于个人的经济情况，经济情况好，可以做全套检测，里面的 150 种疾病基本上涵盖了常见的重大疾病。

指南建议，所有肺腺癌患者，不论性别、种族、是否吸烟或伴其他临床危险因素，均应接受基因检测，其中，人表皮生长因子受体突变和间变性淋巴瘤激酶融合是首选检测项目。

🫀 基因检测的意义

我们知道，肺癌在美国和世界其他地区都是致死率最高的癌症。目前，在肺癌生物标志物检验诞生十年后，一种检验人表皮生长因子受体基因突变和间变性淋巴瘤激酶基因重排的标准方法及靶向治疗为肺癌患者提供了延长生存时间和改善生活质量的机会。

2013 年，美国病理学会（CAP）、国际肺癌研究学会（IASLC）和美国分子病理学学会（AMP）三大权威学术机构发布了一项基于证据的肺癌分子学检测指南，建议所有肺腺癌患者接受基因检测，以便选择靶向治疗药物，例如人表皮生长因子受体抑制剂（如盐酸厄洛替尼片和吉非替尼片）和间变性淋巴瘤激酶酪氨酸激酶抑制剂（例如克里唑蒂尼）。

指南的关键性推荐，同时也是对肺癌患者最有意义的部分，是指出所有晚期肺腺癌患者均应检查人表皮生长因子受体和间变性淋巴瘤激酶基因异常，检验结果可判断患者是否适于接受酪氨酸激素抑制剂治疗。循证医学证据提示，肺癌患者如果进行基因检测并选择合适的靶向治疗药物，其预后会明显改善。

指南强调，原发肿瘤和转移病变同样适合检测人表皮生长因子受体和间变性淋巴瘤激酶状态。但人表皮生长因子受体和间变性淋巴瘤激酶检测不适用于非腺癌肺癌患者，包括单纯鳞状细胞癌、单纯小细胞癌和免疫组织化学检测缺乏腺癌分化证据的大细胞肺癌患者。

人表皮生长因子受体和间变性淋巴瘤激酶状态检测时机为：适合治疗的晚期肺癌患者确诊时；既往肺癌分期较早但未接受基因检测的患者疾病复发或进展时。

❤ 基因检测如何帮助您

基因检测可以对您有如下帮助。

1. 帮助你的医生明确哪种治疗药物可能对你最有效。

2. 帮助你的医生确定哪种药物最不可能对你有效。

3. 帮助你的医生明确他以前未曾考虑过的治疗药物。

如今，肿瘤研究领域已经有了巨大的进步，可以帮助患者发现独特的基因改变和其他分子学改变，这可以帮助医生了解你的癌症是如何发生的，哪一种治疗最适合你。尽管没有标准方案提供，先进的基因检测可以全面分析你的癌症基因图谱，帮助你发现潜在的有效治疗方案。基因检测可以为以下几种癌症患者提供新的治疗选择。

1. 标准一线治疗方案失败。

2. 你的医生正在从众多推荐方案中选择最优方案。

3. 你的癌症进展很快或者很罕见，已知的治疗方案非常有限。

对于某些癌症类型，例如肺癌、胃癌、结肠癌、皮肤癌、乳腺癌，基因检测已经成为治疗前的标准步骤，但是对于其他多数癌症仍然不是。

患者需要铭记在心的是：基因检测指导癌症治疗不仅能够给患者更好的机会生存，而且能够帮助患者节省用于无效治疗的时间和金钱，这一点足以改变患者的一切。当患者能够掌控自己的治疗，并且和医生一起探索治疗的选择，我们就能够使癌症治疗更有效率。

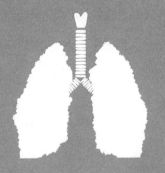

治疗篇

肺腺癌靶向治疗能好吗？
肺腺癌靶向治疗的生存期

非小细胞肺癌占肺癌的 85% 以上，而且大部分就诊时已属晚期。近年来，在非小细胞肺癌的治疗上，化疗的地位虽然没有被根本动摇，但其疗效已达到一个平台，毒性及不良反应也限制了临床应用。靶向治疗因其可靠的疗效，且毒性和不良反应轻，已成为最受关注和最有前途的治疗手段之一。

什么是靶向治疗

肺腺癌可以认为是一系列不同分子亚型的疾病，因为大多数是由肿瘤驱动基因突变引发的，这些驱动基因突变主要会引起下游各细胞信号通路异常。包括丝裂原蛋白活化激酶（MAPK）/ 胞外信号调节激酶（ERK）或磷脂酰肌醇 3 激酶（PI3K）/ 蛋白激酶 B（PKB/Akt）通路。这些驱动基因包括表皮生长因子受体（EGFR）突变、MET 原癌基因受体酪氨酸激酶（MET）exon 14 突变、erb-b2 受体酪氨酸激酶 2 基因（ERBB2）突变、成纤维细胞生长因子受体 2/3 基因（FGFR2/FGFR3）突变、神经营养因子受体酪氨酸激酶 2 型受体基因（TrkB）突变、ROS 原癌基因 1 受体酪氨酸激酶基因（ROS1）融合，以及 MET、ERBB、FGFE1/2 基因扩增等。

肺癌靶向治疗是通过干扰参与癌症生长、进展和传播的特定分子（"分子靶标"）来阻断癌症生长和传播的药物或其他物质。有针对性的癌症治疗

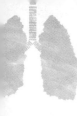

有时被称为"分子靶向治疗""精准药物"或"分子靶向药物"等。

分子靶向药物与化疗药物有三大差别：首先，分子靶向药物特异性强，专门针对癌细胞里的特定靶标；其次，设计分子靶向药物的时候，看重的就是其与靶标的相互作用，而化疗则只关注药物杀死分裂细胞的能力；最后，化疗药物具有广谱的细胞毒性（能杀死正常细胞和癌症细胞），而分子靶向药物通常只是抑制癌组织的增生。长江后浪推前浪，理论上说，靶向疗法的副作用是小于化疗的。

靶向治疗能治好肺腺癌吗？肺腺癌靶向治疗的生存期是多少

世界卫生组织 2005 年提出了带瘤生存的肿瘤治疗新标准，目的是以人为本，提高生命质量，延长生存时间。

什么是带瘤生存？带瘤生存是指患者经过全身有效的抗癌治疗后，癌症相关症状消失，瘤体局部进一步缩小或稳定不进展，癌细胞不再扩散，病情长期稳定并趋于好转，患者一般状况良好，可工作和生活；癌细胞长期处于"静止"或"休眠"状态，患者处于亚临床治愈的状态。到目前为止，靶向药物治疗是长期带瘤生存的最佳或唯一的治疗方式，通过靶向药物治疗，不仅能延长患者的生存期，在一定程度上也提高了患者的生活质量。

随着肺癌治疗由化疗时代正式进入靶向治疗时代。近 10 年来，晚期肺癌患者生存期增加 2 ~ 2.4 倍，从此前化疗时代的 14.1 个月延长至 33.5 个月；5 年生存率从 2% 增长到 18%。一部分肺癌患者，比如人表皮生长因子受体突变阳性对靶向药物的药物敏感的患者，其生存期的改善是非常明显的，基本可以使患者的生存期翻 2 ~ 3 倍的时间。但是对于基因突变阴性的患者我们到今天为止的治疗进步相对来说有限，这样的患者生存期在 1~1.5 年。

然而，靶向治疗还是无法完全治愈肺腺癌。靶向药物和化疗药物一样，都存在着耐药的问题。因为癌症从根本来说，还是由基因突变引发的一大类疾病，在肿瘤组织中，细胞并不完全都是同一种基因突变，只是可能以某一种突变表现为主要的突变类型。靶向治疗中一种药物基本只能针对某一种突变，如最熟悉的吉非替尼片、盐酸厄洛替尼片、盐酸埃克替尼片都是针对人表皮生长因子受体突变的，当肿瘤中原来的优势突变亚群被抑制，而其他突变亚群得以生长发展，成为主要突变类型时，原来的靶向药物对肿瘤的杀伤作用就会减弱甚至失效，此时就会出现耐药现象。由于人类基因突变的种类远远大于目前市面上的靶向药物种类，因此，当出现没有靶向药物可以针对的突变种类时，就只能回到传统化疗，但是对于对化疗不敏感的患者，可能预后就会比较差。

关于肺腺癌的治疗，目前最主流的治疗方式还是胸腔镜手术，对于具有手术指征的患者，可以通过肺叶甚至肺段手术将病灶完全切除，术后再进行一定的辅助治疗，可以得到较好的预后。一般来说，经过手术治疗的ⅠA期肺癌患者，5 年生存率大约为 80%~90%；ⅠB 期肺癌患者，5 年生存率大约为 60%~80%；Ⅱ期经过手术治疗的非小细胞肺癌患者，5 年生存率为 40%~50%；仍旧能够施行手术的ⅢA 期非小细胞肺癌患者，5 年生存率为 20%~30%，不能手术的ⅢB 期患者则仅为 5%~17%。因此，对于肺癌患者，越早发现，越早治疗，预后越好。特别是当患者处于非典型增生、原位癌或微浸润时期时就及时手术，5 年生存率可达 100%。

浸润性肺腺癌能治愈吗？
了解不同病理亚型肺腺癌的治愈率

肺腺癌的分期基本决定了预后，分期越早，治愈率越高。除此以外，肺腺癌的病理亚型也影响着其手术治愈率。浸润性肺腺癌主要包括贴壁生长（鳞屑样）为主型、乳头状为主型、腺泡为主型、实体型、微乳头状型、浸润性黏液腺癌和胶质样等病理亚型。不同的病理亚型，治愈率也天差地别。本文将为患者朋友们详解每一种病理亚型对应的治愈率，希望能为大家带来帮助。

❤ 贴壁生长为主型肺腺癌

目前普遍认为贴壁生长肺腺癌的组织起源于细支气管的 Clara 细胞、II 型肺泡上皮细胞及化生的黏液细胞，共有 3 种亚型：非黏液型、黏液型和混合型。大部分贴壁生长肺肿瘤为非黏液型，预后较好。而黏液型比非黏液型生物学行为更具侵袭性，常常表现类似于肺炎从而不能够早期诊断和治疗，预后相对较差，目前认为绝大多数是浸润性肺腺癌。

贴壁生长为主型肺腺癌形态学与肺原位腺癌和微浸润性肺腺癌相似，但至少有一个视野下浸润癌成分最大直径 ≥ 5mm，浸润性肺癌的判断标准与微浸润性肺腺癌相同，即出现贴壁生长方式以外的组织学类型或者肿瘤细胞浸润肌纤维母细胞间质；如果肿瘤侵犯血管、淋巴管、胸膜或者出现肿瘤性坏死，则诊断为贴壁生长为主型肺腺癌。贴壁生长方式可以出现在浸润性黏液腺癌和转移性癌之中，但新分类中贴壁生长为主型肺腺癌专指贴壁为主型的非黏液腺癌，Ⅰ～Ⅲ期鳞屑样（贴壁生长）为主型的浸润性肺腺癌总的手术治愈率约为 75%～85%，其中Ⅰ期可达 90%～95%。

乳头状为主型肺腺癌

乳头状为主型肺腺癌主要由具有纤维血管轴心的分支乳头构成。乳头结构需要与肺原位腺癌中肺泡壁的切向切面相鉴别，如果肺腺癌呈贴壁生长而肺泡腔内充满乳头结构，该肿瘤应归类为乳头状肺腺癌，这种情况下肌纤维母细胞间质不是诊断的必要条件。Ⅰ～Ⅲ期乳头状为主型的浸润性肺腺癌的治愈率一般，总的手术治愈率约为 50%～70%，其中Ⅰ期约为 83%。

腺泡为主型肺腺癌

腺泡为主型肺腺癌主要成分为具有中心管腔的圆形或卵圆形腺体。肿瘤细胞胞质和管腔内可含有黏液，有时肿瘤细胞聚集成圆形结构，核极性朝向外周而中央腺腔不明显。肺原位腺癌间质胶原化时可能与腺泡结构难以鉴别，但如果出现肺泡结构消失和／或肌纤维母细胞性间质，则支持浸润性腺泡为主型肺腺癌。值得注意的是，新分类将具有筛状结构的肺腺癌归类为腺泡为主型肺腺癌。Ⅰ～Ⅲ期腺泡为主型肺腺癌和乳头状肺腺癌一样，治愈率一般，总的手术治愈率约为 50%～70%，其中Ⅰ期约为 84%。

💟 实体型肺腺癌

实体为主型肺腺癌伴黏液产生，主要由片状多角形细胞组成，缺乏可辨认的肺腺癌结构，如腺泡、乳头、微乳头或贴壁生长。肿瘤呈 100% 实性生长，每 2 个高倍视野中有 1 个视野至少有 5 个肿瘤细胞含有黏液，黏液可通过组织化学染色证实。实体为主型肺腺癌需要与鳞癌和大细胞癌鉴别，后面两者罕见胞质内黏液。实体型肺腺癌属于高危型肺腺癌，预后不良，Ⅰ～Ⅲ期总治愈率仅为 30%～40%。其中Ⅰ期约为 70%。

💟 微乳头状肺腺癌

微乳头为主型肺腺癌指肿瘤细胞形成无纤维血管轴心的乳头状细胞簇，与肺泡壁连接或彼此分离或呈环状腺样结构"漂浮"在肺泡间隙内。肿瘤细胞小，立方形，核有轻度异型。脉管或间质侵犯常见，可见砂粒体。微乳头为主型肺腺癌预后差，即使早期诊断仍然预后不良，微乳头为主型肺腺癌治愈率与实体型相似，约为 30%～40%，Ⅰ期患者 5 年无瘤生存率仅为 67%。

💟 肺黏液腺癌

肿瘤由含有黏液的杯状细胞或柱状细胞组成，细胞异型性不明显，肺泡腔隙常充满黏液。与非黏液性腺癌一样，浸润性黏液腺癌常常显示形态学的异质性，表现为贴壁生长、腺泡、乳头、微乳头以及实性结构的相互混合，浸润间质时肿瘤细胞常显示胞质内黏液减少和异型性增加。浸润性黏液腺癌区别肺原位腺癌和微浸润性肺腺癌的指标有：肿瘤直径 > 3cm、浸润灶直径 > 0.5cm、多个癌结节、肿瘤界限不清楚，以及周围肺组织内粟粒状播散。浸润性黏液腺癌常呈多中心、多肺叶或者双侧肺累及。混合型黏液性腺癌和非黏液性腺癌罕见，诊断标准是黏液性和非黏液性成分都超过 10%。浸润性黏液腺癌需要与伴有黏液产生、形态学缺乏杯状或柱状细胞的腺癌相鉴别，当光镜下或黏液染色证实黏液产生但比例又达不到上述诊断标准时，仍然按照新分类中浸润性肺腺癌的标准进行分类，同时注明有黏液产生，可以描述为"伴黏液产生"或者"伴黏液样特征"，如实体为主型腺癌伴黏液产生。浸润性肺腺癌 I 期患者 5 年无瘤生存率约为 76%。

♥ 胶质样肺腺癌

新分类将极为罕见的黏液性囊腺癌归类为胶质样肺腺癌。胶质样肺腺癌常混合有其他组织学类型，当肿瘤显示胶质样癌为主同时伴有其他成分时，仍然需要按照"5% 递增"的方法记录其他组织学类型。胶质样肺腺癌预后也相对较差，I 期患者 5 年无瘤生存率约为 71%。

浸润型肺腺癌的预后与肿瘤分期和病理类型密不可分，一般来说，分期越早，患者治疗预后就越好。对于病理类型，可根据预后不同将其分为 3 个级别：肺原位腺癌和微浸润性肺腺癌为治愈率 100% 的低危组；非黏液鳞屑样为主型、乳头状为主和腺泡为主型腺癌属于中危组；实体型、微乳头状型、黏液腺癌和胶质样则属于高危组。

微浸润性肺腺癌手术后会复发转移吗？需要化疗吗

随着胸部 CT 在体检中普及，越来越多的患者在早期就被检查出磨玻璃结节，通过及时治疗，达到了良好的预后。很多患者朋友在看到病理报告上的"微浸润性肺腺癌"时都会觉得很害怕，觉得它都已经"浸润"了，那么治疗效果是不是就很差了？

什么是微浸润性肺腺癌

微浸润性肺腺癌是在肺腺癌新分类中首次提出的，新分类中不再使用细支气管肺泡癌和混合型肺腺癌，而代之以肺原位腺癌和微浸润性肺腺癌的命名。微浸润性肺腺癌被定义为孤立性、以鳞屑样生长方式为主且主浸润灶 ≤ 5mm 的小腺癌，其肿瘤最大径一般小于等于 3cm。微浸润性肺腺癌一般没有什么症状，多是体检的时候偶然查出的，微浸润性肺腺癌多发于女性和不抽烟患者。

微浸润性肺腺癌的影像学特征是什么

早期肺癌多表现为磨玻璃结节，表现为密度轻度增高的云雾状淡薄影 / 圆形结节，样子像磨砂玻璃一样，所以叫磨玻璃影。其中，肺原位腺癌以圆形纯磨玻璃影为主且密度均匀居多，病灶大小在 1cm 以下，少有分叶、毛刺及胸膜凹陷，一般少有实性成分存在；微浸润性肺腺癌常呈椭圆形及不规则形，相对较大且密度不均匀居多，边缘可有分叶和胸膜凹陷。肺原位腺癌病灶边缘常光滑，少有分叶和毛刺，而微浸润性肺腺癌病灶超过 1/3，有浅分叶形成。

微浸润性肺腺癌因为局部肿瘤细胞生长相对较密集，肺泡腔内肿瘤细胞脱落导致肺泡充气不均匀、细支气管侵犯后肺泡液体的潴留等导致病灶密度不均匀。**因此微浸润性肺腺癌在影像学中多表现为混合密度结节（也有部分纯磨玻璃影），磨玻璃影中的实变影在病理上就属于浸润生长，它在一定程度上可以反映肿瘤的生长、演变和转化的特性**。比如，对于最大径 ≤ 3cm 的原位癌中，如果病灶内出现实性病变且实变的最大径 ≤ 5mm 时，就已经发展到微浸润性肺腺癌了。微浸润性肺腺癌通常变现为非黏液型或极罕见的黏液性亚型。

❤ 如何选择术前检查和治疗

1. PET-CT

一般纯磨玻璃影的 SUV 摄取值较低，PET-CT 的效果有效，一般不推荐。对于混合型磨玻璃影，可考虑进行该项检查。

2. 增强 CT

对于纯磨玻璃影，一般不需要，但对于混合实性磨玻璃影、病灶与血管相邻或怀疑淋巴结转移时可进行该项检查。

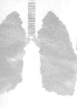

3. 穿刺术前

穿刺可以明确术前诊断，CT 定位下的穿刺很安全，定位也相对准确，不会造成肿瘤扩散。

4. 薄层 CT

病灶太淡、太小是胸部 X 线检查及常规 CT 漏掉病灶的主要原因，薄层 CT 可以提供更多层面的信息，帮助医生更准确地判断患者病情。

微浸润性肺腺癌的治疗策略？术后要进行放疗、化疗吗

微创胸腔镜手术是微浸润性肺腺癌的首选治疗方式，只需要在胸壁上做 2 个直径为 1～3cm 空洞，不对胸壁肌肉和肋骨造成破坏，创口小，患者恢复较快，一般术后 7 天即可出院。以前普遍认为微浸润性肺腺癌应行肺叶切除，但目前有大量证据表明，若结节直径小于 2cm，且在肺部周边可行楔形切除或局限肺段切除，应尽可能保护患者肺功能且手术效果和肺叶切除相同。对于 1cm 以下的结节可以考虑先随访，有增大趋势超过 1cm 时再考虑手术。微浸润性肺腺癌的肿瘤侵袭力不高，基本没有淋巴结转移，手术切除后可以不进行术后辅助放疗、化疗，一般不会发生复发和转移，其治愈率可达 100%，所以患者朋友们不用过度紧张。

肺结节

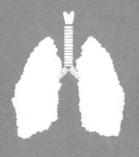

认识肺结节篇

肺部结节的早期症状？
从老两口吵架，说肺气炸了的故事谈起

曾接诊一老太太，86 岁高龄。说与他家老头吵架，肺都被气炸了，喘不上气。到医院检查，查胸部低剂量螺旋 CT 发现肺部小结节，其余均正常。近年来，肺部结节成了常见病多发病，那么肺部结节有何早期症状？又如何及时发现呢？

"不查不知道，一查吓一跳。"在检查报告单上常出现这么一个词"肺部结节"。肺小结节，以前很少听说。近年来，随着大家对健康体检的重视和低剂量螺旋 CT 的推广，查出肺上有小结节的人渐渐多了起来。曾有媒体称，每 4 人体检低剂量螺旋 CT，就会有 1 人被查出肺小结节，这其实和多层螺旋 CT 技术发展到能洞悉和分辨直径 2 ~ 3mm 的结节有关。

很多人误以为肺小结节就是小肺癌。有些患者就因为这恼人的肺小结节，提心吊胆，担心结节癌变，内心备受煎熬。有些人甚至出现了胸闷、胸痛、全身乏力、失眠、头痛等症状。其实，小的肺小结节一般不会有任何症状，而且和这些患者的症状也毫无关系。患者的症状主要是心理因素所致。在心理学上，这个叫心理疾病的躯体化症状。

另一种情况是，有些人因肋软骨炎、肋神经炎、心脏疾病甚至胃部等疾病导致出现胸痛、胸闷及胸部不适等症状，而到医院检查才发现了肺上有结节。这些症状也不是肺部结节引起的，而是因为出现这些症状到医院检查，发现了肺部结节。前文的老太太的故事就是这种情况。

肺小结节形成的病因也多种多样。比如一些无症状愈合后的小结核病灶被消灭后，可以形成肉芽肿；比如炎症性病变机化后，可形成炎性结节；再如某些风湿免疫系统疾病也能引起肺部小结节。另一些可能和生活环境有关，例如有些地区仍依靠柴火等燃料取火，人会吸入大量烟雾颗粒；或是有些地区雾霾天比较多，吸入微小颗粒的机会也随之增加，日久天长，就容易刺激肺组织增生引发肺小结节。少部分肺部结节是由于肺部良性肿瘤如错构瘤、硬化性血管瘤、不典型腺瘤样增生（可发展为肺癌）或早期小肺癌、肺部转移瘤等原因引起。

肺部结节患者早期常无明显症状和体征，但如果结节长大或因靠近胸膜，刺激胸膜，就会出现胸痛、胸闷等症状。有些较大结节的患者会出现咳嗽、痰中带血、胸痛等情况，如果有很明显的症状出现时，病情一般已经比较严重，可能是早期肺癌的征兆，必须及时诊断和治疗。

肺部结节包括良性结节和恶性结节，恶性肺结节早期发病比较隐匿，如果不早期干预，其病程迅速、恶性度强、预后差。因此，早诊早治对于肺癌至关重要，早发现早治疗可达到非常高的治愈率。同时预防更为重要！肺癌的二级预防措施就是定期进行胸部 CT 筛查，肺癌筛查强调"两高一低"，即在肺癌高发地区，锁定肺癌高危人群，用胸部低剂量螺旋 CT 进行筛查，达到早发现、早诊断、早治疗。故建议工作或生活在肺癌高发地区的中老年人或高危人群，每年做一次胸部 CT，为我们的肺留一张影。

肺部结节的三生三世：一文详解肺部结节是如何形成的

肺部结节非常热门！据说全中国有超过 5 千万的肺小结节患者，各种讨论肺部结节的文章满天飞。在这里，我想讨论一下肺部结节的形成原因及机制。知道了肺小结节这个"小东东"的来龙去脉，可以更好地预防它，摆脱它带来的困扰。

患者们常觉得困惑：自己从不吸烟，也很注意避免被动吸烟，怎么会得肺部结节？有人推测其真正原因可能与在空气污染严重的地区长期居住、生活是有关系的，推测的佐证是，病理专家检测切除的肺部结节时，还在切除肺标本的周围组织中见到细支气管及小血管周围有较多炭末沉积，环境污染颗粒在肺内的沉积导致了这一病理现象。

肺小结节真有那么可怕吗？它是如何形成的？把这个问题讲清楚，能够解决很多病友的困惑。

目前，肺小结节的形成机制还没完全搞清楚，但已知的病因是多种多样的。比如患过隐性肺结核后，一些小结核灶的细菌被消灭后，可以形成肉芽肿，也可因钙盐沉积形成密度很高的结节；比如硬化性血管瘤，其本身就是肺内小血管或毛细血管的病变；最常见的就是炎症性病变，机化后可形成炎性结节。

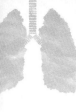

 肺部结节最常见于以下几种情形

1. 肺部长期受吸烟、空气污染等导致的炭末沉着刺激肺组织的增生而形成结节。

2. 结核或炎症所致的肉芽肿。

3. 肺部良性肿瘤，如错构瘤、硬化性血管瘤、不典型腺瘤样增生（可发展为肺癌）等。

4. 早期小肺癌，多为肺腺癌，尤其是肺原位腺癌为多；肺部转移瘤等。

 形成肺结节的诱因又有哪些呢

我们可以列出很多诱发结节形成的诱因。肺是与外界直接相通的器官，污染的空气和抽烟的烟雾对肺的伤害非常大。这些颗粒被吸入肺内后，一部分可以被咳出来。但当吸入物质的 PM 值小于等于 2.5μm 时，肺的自身清洁功能就没有能力再将其排除。这些小颗粒就驻留在细支气管黏膜上，长期刺激，就会使黏膜上皮细胞发生变异、增生，涉及多个细胞后就形成结节。

还有一个可能让你"脑洞大开"的诱因是：静脉输液的液体中，也可能有许多微小的杂质，一瓶 500ml 的药液中会有 10 几万个微粒，这些杂质微粒的直径多在 2～16μm。而肺最小的的毛细血管直径很小，超过 8μm 的颗粒都就通不过了，而留在毛细血管中，被细胞吞噬后在肺的局部增生形成肉芽肿，这也可能是一些肺结节形成的原因。

肺磨玻璃结节的进化史

磨玻璃结节是肺部结节中的一种特殊类型，可分为一过性磨玻璃结节和持续性磨玻璃结节。影像学上表现为肺内的局灶性或结节状淡薄密度增高影，样子像磨砂玻璃一样，所以叫磨玻璃结节。和肺实性结节的特点不完全一致。持续性磨玻璃结节多为局灶性纤维增生（20%）、非典型腺瘤样增生（70%）或早期腺癌（10%）。

从正常细胞发展到癌细胞，都要经历从正常—增生—不典型增生—原位癌—浸润癌的过程，而不典型增生是从良性到恶性病变的中间点，由量变到质变的关键点。非典型腺瘤样增生为肺腺癌的浸润前病变，惰性，生长缓慢，倍增周期长，是一只披着羊皮的狼。

非典型腺瘤样增生在惰性的基础上有演变性和多样性的特点，在肺腺癌的发生发展过程中，伴随一系列分子事件和相应的影像学改变，非典型腺瘤样增生在特定条件下可演变成原位腺癌或侵袭性腺癌。

肺磨玻璃结节可由良性病变逐步发展成恶性病变，由无侵袭性的惰性病变逐步变成侵袭性病变。这个过程可长达几年甚至十几年。在这个程中，病灶逐渐增大，颜色逐渐加深，并出现实性成分。影像学上，可发生从纯磨玻璃结节→混合型磨玻璃结节→实性结节的演变；病理学上，发生着从非典型腺瘤增生→肺原位腺癌→微浸润性肺腺癌→浸润性肺腺癌的演变。

因此，当发现肺部小结节，一部分患者会惊慌失措，处于深深的焦虑之中，担心以后会发展成为肺癌；也有些人不以为然，认为自身毫无症状，对体检报告中的"定期复查"置若罔闻，等若干时间后出现肺部症状再来就医，往往已错过最佳手术时机。所以这两个极端都是错误的。

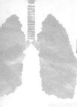

⊕ 结语

了解了肺部结节的病因、诱因和形成机制了以后，我们就会明白，肺部结节绝大多数是良性的。既然如此，还用得着谈结节色变吗？同时，这些知识也为我们保持良好的生活方式、远离致病因素和避免肺小结节的发生，提供了指导和思路。

肺部结节就是肺癌吗？发现肺部结节怎么办

王先生今年 40 岁，刚好达到单位体检可以做肺部 CT 的年龄。以往单位体检时只做常规胸片检查，今年体检却需要 CT 检查，当王先生还在暗自庆幸单位福利好时，却拿到了一份让他非常意外的体检报告。CT 报告明确写着"肺小结节"。这可怎么办？是良性结节还是恶性肿瘤？自己不吸烟又怎么会有"肺结节"呢？突如其来的结果让王先生非常恐慌，不知所措。

其实，每年的健康体检中，都会有一些人发现肺部结节，就像王先生这样大多都没有任何症状，既不咳嗽也不胸痛，只会偶尔有很轻微的不适感。那么这种情况要紧吗？应该如何处理？

随着 CT 技术的普及越来越广，很多朋友在体检时都会选择用 CT 替代传统的 X 线，而 CT 的分辨率明显更高，因此，很多还在"潜伏期"的小结节便都现出原形。小结节的检出率逐年升高，人们常在报告单上看到"肺结节"这个名词，那么什么是肺结节呢？它是肺癌吗？

被查出患有结节的患者朋友或是如临大敌惶恐不安，或是完全没放在心上，今天就让我从大家都比较关心的方面来介绍肺部结节，帮助大家正确认识它。

患者：到底什么是肺结节

肺结节是指肺部实质内类圆形、境界清楚、直径小于等于 3cm 的软组织病灶。临床上把肺实质内小于等于 3cm 的病灶称为结节，大于 3cm 的病灶称为肿块，而小于 2cm 的结节多称为小结节，小于 5mm 的结节称为微小结节。之所以这样定义，是因为结节的大小与结节的良、恶性具有一定程度的相关性，大于 3cm 的病灶多为恶性，而更微小的结节，良性的可能性居多。目前在 CT 中检出率最高的是磨玻璃结节。

肺结节是一种目前病因尚未明确的多系统和多器官的肉芽肿型疾病，经常会侵犯肺部、肺门淋巴结、眼睛、皮肤等器官，而胸部的受侵率最高，可达 80% ~ 90%。从影像学表现来看，肺结节多为局限型的、类似圆形的、影像学表现为密度增高的阴影，常见的为单发结节，但我们在临床中也见过双肺长了四五个结节的，边界一般都比较清晰。

肺磨玻璃结节指的是 CT 影像上，像磨砂玻璃质地的、密度轻度增高的、云雾状淡薄影。磨玻璃结节中的磨玻璃成分对应的是病理上的鳞屑样生长方式，异常增生的上皮细胞或分化良好的肿瘤细胞以鳞屑样方式生长而形成影像上的磨玻璃影。具体表现为增生的细胞沿现有的结构和肺泡壁生长而不侵犯基质、胸膜或血管，保持完整的肺泡结构，基底膜仅有轻度反应。它打破了恶性肺部肿瘤生长或倍增的"两年定律"，不遵守 PET 检查 SUV 值增高的规律，表现为非常明显的惰性生长的特点，直径倍增时间可长达 3 ~ 5年。肺磨玻璃结节根据有无实性成分可分为纯磨玻璃结节和混合型磨玻璃结节。如果结节内只有磨玻璃成分，称为纯磨玻璃结节；如果既有磨玻璃成分，又含有实性成分，则称为混合型磨玻璃结节。

肺结节是指在肺组织中出现的圆形或类似圆形的阴影，它可以是单发的，也可能出现同一肺叶有多个结节的情况。严格来说，肺结节并非是一种疾病，它可以是多种疾病的具体表现，比如肺炎、淋巴结肿大或肺癌等。因此，检查发现肺部结节并不等于就是肺癌了。通俗来讲，肺结节是由于一些疾病导致部分肺组织的结构发生变化，使其在 CT 或 X 线显影的时候密度明显高于正常组织。产生结节的可能性很多，从轻微的炎症到恶性肿瘤都有可能。目前肺结节最后确诊为肺癌的概率大约为 40%，其中还要考虑多种因素的影响，这个数据应该可以为很多焦虑的患者缓解一下心理负担。

对于肺部结节有多大可能是肺癌的考虑因素有很多，比如结节位置（肺癌更多发生于上叶，尤其好发于右肺），结节大小和形态（是否有分叶或毛刺征）以及结节的数量等。NELSON 研究中一项有关多结节的分析显示，当患者肺部结节为 1~4 个时，原发性肺癌的风险增大，但如果结节数 > 5 个时，其患肺癌的风险反而下降，很可能是原来肉芽肿性感染导致的结节，如果结节数 > 10 个以及伴随一定症状的患者，则很可能是其他肿瘤转移或是活动性感染导致的，原发性肺癌的概率很低。

哪些疾病可能会产生肺结节

就像前面讲到的王先生一样，很多人在体检报告单上一旦发现肺部小结节便开始怀疑自己患了肺癌，精神高度紧张，严重影响工作和生活。那么这些结节真的是"来者不善"吗？其实肺部结节的性质多种多样，良性的包括炎性假瘤、错构瘤、结核球、肉芽肿、肺脓肿、硬化性血管瘤、真菌球等，癌前病变如不典型腺瘤样增生，恶性的则可能是原发性肺癌或肺转移瘤。了解到以上引起肺部结节的常见原因，就能发现肺小结节并非一定就是肺癌，还有许多良性疾病也可以表现为小结节，医生主要是根据小结节的影像学特征并结合动态变化情况来判断小结节的良恶性，目前有经验医生的诊断准确

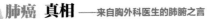
率可达到 90% 以上。

1. 良性肿瘤

包括肺错构瘤、腺瘤、脂肪瘤、感染性肉芽肿、肺结核、肺孢子虫病等。

2. 良性非肿瘤疾病

闭塞性细支气管炎伴机化性肺炎、肺脓肿、硅沉着病（俗称矽肺）、纤维变性、血肿、炎性假瘤、肺梗死等。

3. 恶性肿瘤

支气管肺癌（腺癌、鳞癌、小细胞肺癌），类癌，肺淋巴瘤。

4. 转移性肿瘤

结肠癌、乳腺癌、肾癌、头颈部肿瘤转移至肺。

如何区分良性和恶性肺结节呢

肺部结节有良恶性之分，其恶性肿瘤的概率约 20% ~ 40%，恶性的概率随年龄增长而明显增高，因此对于体检发现的肺结节决不能忽视。根据临床统计结果，直径大于 25px（pixel，像素）的肺内单发结节，恶性病变占到一半以上。现在为什么查出有肺结节的人越来越多呢？原因是多排螺旋 CT 已经在临床诊疗、健康体检和疾病筛查中被普遍应用。据我们医院今年 8000

余例胸部 CT 体检统计，肺部小结节的发生率高达约 20% 以上。由于 CT 具有普通 X 线无法比拟的优势，分辨力高，并且为横断面图像，可以避免肋骨、脊柱、心脏的阻挡而清晰地观察肺组织。

低剂量螺旋 CT 在提供影像学资料的基础上可以最大限度减少辐射剂量，目前是检测肺部结节的最佳方法。为了提高肺结节的鉴别诊断率，CT 检查需要描述结节所在部位、大小、密度、形状、钙化和边缘有无分叶、毛刺、胸膜凹陷等。简单地讲，良性结节的边缘清楚光滑；而恶性结节的边缘不规则，看上去有又短又细的毛刺。对于随访患者还需要与历史资料进行对比，观察结节形态有无变化。必要时还可采用高分辨率 CT 进行肺结节的三维重建，精密计算其密度和体积。最新的 256 排超高分辨率 CT 进行肺部小结节的三维重建，能够详细评估周边和浸润情况，探查结节内部结构，评估血管生长状态，计算体积倍增时间，对肺小结节显示更清楚、诊断更明确，令早期肺癌无所遁形。

哪些人要特别当心肺部结节

有几类人在体检发现肺部小阴影或小结节时，千万不要掉以轻心，应当积极接受正规的检查和及时的治疗。

1. 年龄在 40 岁以上者。

2. 长期吸烟或被动吸烟的人。

3. 曾经接触石棉或放射性元素者。

4. 既往有肺结核病史或长期肺部慢性炎症患者。

5. 有肿瘤个人史或家族史，特别是肺癌家族史者。

6. 结节大小在 25px 以上，伴有毛刺样、分叶状或胸膜凹陷等改变的。

什么样的结节须受到重视

1. 结节直径较大，比如在 1 ~ 2cm 及以上，特别是形态不规则、边上有毛刺等情况。

2. 结节在右肺上叶。

3. 有长期吸烟或被动吸烟（二手烟）史。

4. 既往有肿瘤病史或直系家属有肺癌病史。

5. 既往或目前有肺病，如肺结核、慢性支气管炎等。

6. 患者年龄 > 40 岁。

为什么患者在其他医院做了 CT 检查，但到新的医院就诊时还要另做一个

其实，并不是到不同医院就一定要重新做检查，做不做这个检查，取决于之前的结果是否详细。以 CT 为例，很多小的医院可能做的 CT 是普通 CT，每一个层面大约为 10mm，但如果病灶较小的话，可能就只有一两个层面可以看到，医生无法根据这么有限的信息对患者的病情做一个全面的考量，此时多会建议患者去做一个高分辨率的薄层 CT，它每一层面约为 1mm，医生可以从更多层面更详细地观察结节的表现，毕竟结节的良恶性对于后续的治疗是非常重要的，是继续随访还是需要手术都是根据医生对结节的表现来判断。

肺部结节就是肺癌吗

肺部小结节并不等于早期肺癌。肺内很多疾病都会形成结节，良性的如炎症、结核、霉菌、亚段肺不张、出血等。因此肺内的小结节性病灶，可能性的诊断是多种多样。良性的包括炎性假瘤、错构瘤、结核球、真菌感染、硬化性肺细胞瘤等。恶性的则可能是原发性肺癌或肺内转移灶。当然部分良性病变，长时间之后也可能转化为恶性。

哪种肺结节容易转为肺癌

良性结节的边缘多是光滑无毛刺的，不会分叶或牵拉胸膜，但如果结节是恶性的，那么其边缘多不清晰，边缘往往还会长出一些毛刺，在形态上还会产生分叶的现象，如果发展到一定程度，还可能会侵犯牵拉到胸膜。此外，结节的良恶性还与其大小相关。一般来说，肺部结节直径 < 5mm，恶性的概率大约在 1% 左右；6mm < 结节直径 < 10mm 时，恶性的概率大约在 6% ~ 28% 左右；11mm < 结节直径 < 20mm 时，恶性的概率在 33% ~ 64%；结节直径 > 20mm 时，恶性的概率可能达到 64% ~ 82% 左右。

不同结节的恶性概率是多少

一般来说，磨玻璃结节总的癌变概率约为 33%，显著高于实性结节的 7%，其中，混合型磨玻璃结节的恶性概率较高，约为 63%，而纯的磨玻璃结节恶性概率为 18%。混合型磨玻璃结节内实性成分的多少，可作为判断良恶性的一个依据，也可作为评价其侵袭性的一个依据。一般实性成分越多，恶性的可能性越大；若为恶性，则实性成分越多，且其侵袭性也越大。同时，不同类型的结节恶化概率在不同性别的患者中也不相同，实体结节是男性最常见的肺癌类型，有 72% 的患者属于实性结节，而女性中最常见的恶性肿瘤则多为磨玻璃结节，占女性肺癌的 45%。

 ## 哪些因素会提示结节可能发生恶化

1. 结节直径大小

（1）当结节直径小于 5mm，结节的恶性程度小于 1%。

（2）当结节直径范围在 5～10mm 间，恶性率约为 6%～28%。

（3）当结节直径范围在 6～11mm 间，恶性率约为 33%～64%。

（4）当结节直径范围大于 2cm，恶性率约为 64%～82%。

结节的直径越大，它的恶性的可能性就越高。

2. 生长速度

结节的生长速率是评估良恶性的重要因素，结节的增长率是根据连续的随访数据来计算的（所以持续随访真的很重要），比如支气管癌病灶的大小是平均 4～8 个月翻一倍，结节倍增时间低于 1 个月的很有可能是细菌引起的感染或炎症，倍增时间超过 18 个月的则很可能是肉芽肿、错构瘤或肺不张等良性病灶，病灶大小 2 年基本不变的多属于良性病变。

3. 结节边缘状态

当结节边缘线条锐利，轮廓清晰时，多为良性病变，当出现毛刺征、分叶征、胸膜凹陷征、血管集束征、空泡征、结节空洞等症状时，则需提高警惕了。

4. 肿瘤病史

有文献报道，孤立性肺结节的恶化概率还与患者是否具有往期肿瘤史相关，在 1104 例患者中，无恶性肿瘤史的患者结节恶性概率约为 63%，而有肺癌病史的患者其孤立性结节的恶性概率约为 82%，其中原发性非小细胞肺癌占 80%，而转移瘤则仅为 2%，有其他肿瘤病史的患者其结节恶化概率约为 79%，其中原发性非小细胞肺癌占 41%，转移瘤为 38%。

结节随访后变大了就是肺癌吗

很多时候，如果结节很小或是密度较低时，医生一般都会建议先随访，但是如果它有长大的趋势时，患者就很担心是不是肺癌。其实，不论是良性结节还是恶性结节，都会随着时间的推移长大或改变形态。一般医生会根据结节长大需要的时间、长大的具体百分比来推测结节恶性的风险，这在医学上是有严格定义的。一般来讲，如果结节在短期内快速长大或是在一两年才稍微长大一点的，这种结节属于肺癌的概率就比较低。其次，医生会根据结节的形态、密度、实性成分的多少、胸膜的情况等综合考虑，再结合正电子发射计算机断层显像（PET-CT）及穿刺活检等技术判断患者患肺癌的风险。因此，在随访过程中，即使结节有长大的趋势，也不要太慌张，应及早就诊，把具体情况交给专业的医生来分析。

医生说表现不好疑似肺癌建议要手术，如果患者年龄比较大，还能做手术吗

如果患者的病灶是局限性的，没有侵犯重大器官，且身体素质良好的话，是可以进行手术的。对于满足以上两个条件的老年患者，年龄反而不是最需要考虑的因素，更重要的是患者的身体素质是否适合手术。如果一个患者的肺功能良好，身体综合素质佳，那么即使他七十多岁了，也还是有手术的机会的；但如果一个患者虽然只有六十多岁，然而肺功能很差，还伴有很严重的高血压，那么他能接受手术的概率就很低了。所以，对于一些虽然年龄较大但身体综合素质较好的肺癌患者，我们还是鼓励以手术治疗为主的。

其实，对于 25～45 岁的低龄结节患者或是已经 75 岁以上的高龄患者，我们的治疗方案都是很谨慎的。对于低龄患者来说，这个年龄正是他们奋力拼搏、积攒财富的黄金时期，在这个时候进行手术，无疑对家庭是一个沉重的打击，肉体的打击还是其次，更长远的还是精神与心理层面的。据研究报道，45 岁前因肺癌或肺结节进行肺切除的患者，他们后半生的幸福指数会低于同龄人，因此很多时候，在发现结节的时候，如果结节表现良好，我们多会建议患者多观察，能推迟手术就尽量推迟。而对于高龄患者，如果本身就存在很严重的慢性疾病，机体各个器官都在走下坡路，原本就在勉强维持机体运转，此时再接受手术的打击，很可能会使身体的零件"松落"，不能正常工作，所以对于这个年龄段的患者，我们会更多地考虑他们的身体素质，采取不同的治疗方案。

　　总之，患者一旦发现肺小结节，不必过度紧张，但也不能麻痹，应积极咨询专业的胸外科和放射科等专科医生，接受正规的进一步检查或及时的手术治疗。发现肺结节并不可怕，最重要的是要早期明确肺结节的性质，良性结节建议"密切观察，长期随访"，如果怀疑恶性，应"高度警惕，及时手术"。

"带刺的结节"
——有毛刺的肺部结节就一定是肺癌吗

　　早期肺癌最初的表现形式就是肺小结节，因此很多人被查出肺部结节后都不免惊慌和忧虑，担心自己得了肺癌。特别是看到 CT 报告描述"肺部结节边缘可见毛刺"，就会问"肺部的毛刺是什么，如何形成的？""我肺上的结节有毛刺，是不是就是肺癌？""肺部结节有毛刺是不是就需要做手术？"等问题。本文详细谈谈有关肺部结节毛刺征的问题，或许能为你解惑！

　　肺部结节常无明显症状及体征，大多是在体检或做其他检查时偶然发现的，因此肺部结节良、恶性的鉴别是临床上的一个大难题。事实上，目前还没有任何一种无创检查能做到完全明确诊断。然而，恶性肺部结节还是有一些特征性的影像学征象，包括毛刺征、分叶征、空泡征、胸膜凹陷征等，这些可以辅助我们诊断恶性结节。其中，毛刺征是最常见，也是特异性最高的恶性结节影像学征象。

❤ 什么是肺部结节的毛刺征？毛刺是如何形成的

　　毛刺征是一个影像学名词，是指肿块或结节的边缘向四周肺实质伸展的、不与胸膜相粘连的、呈放射状分布的、数量众多的线条状影，典型者也可成反射冠。部分结节或肿块可见环绕四周的气肿带、晕轮状，而衬托出明显的毛刺样改变。

　　毛刺征主要用于对肿块或结节的描述，特别是用于对孤立性肺结节的描述。CT 扫描肺部时毛刺征显示清晰，而且高分辨率 CT 较普通 CT 显示更清楚。毛刺征不是一个病，而是一组疾病的影像表现，多应用于肺孤立性结节的鉴别诊断。

毛刺征在胸片或 CT 肺窗上常常可以看到自肺内肿块或结节边缘向肺四周实质伸展的放射状无分支短线状影，形态极像毛刺，故称毛刺征。小于 5mm 的毛刺一般称为短毛刺，大于 5mm 的称为长毛刺。肺结节或肿块边缘有很多种类似情况，有锯齿、尖角、三角形、分叶等，其中前三种情况称作棘突征，这些情况都和现在的毛刺征有些不同；边缘线条影如果和胸膜相连则称作胸膜凹陷征；如果边缘线条有分支，则为血管影。其实这几种典型的恶性结节征象形成机理相似，形态上稍有差异而已。

毛刺形成的原因包括：① 结节病灶周围的小叶间隔水肿。② 肺病灶外围的小血管、小淋巴管、小支气管内癌性或炎性浸润。③ 小血管、小淋巴管、小支气管阻塞，这些结构向肿瘤四周排列形成典型的毛刺。

❤ 带有毛刺的肺部结节就是肺癌吗

毛刺征是诊断肺恶性肿瘤的征象之一，是恶性结节的特征性影像学征象，是肺部结节辅助诊断的重要手段。据研究和统计，周围型肺癌的毛刺征发生率为（86.3%），明显高于良性孤立结节的毛刺征发生率（25%）。肺癌短毛刺（95.5%）明显多于长毛刺（4.5%）。

毛刺征只是一个影像学征象，少数肺内良性病变也可有毛刺。有毛刺征不代表就一定是肺癌，只是可能性较大，需要高度警惕。目前，还没有一种无创检查能做到对肺癌 100% 确诊，还需要结合结节的其他特征和临床表现。对于影像学检查，不同的专家也有不同的意见和看法，及时咨询胸外科医生，评估有无手术必要，才是最明智的选择。

肺部结节有分叶就是肺癌吗？
一文详解肺部结节的分叶征

据统计，全国有超过 5000 万的肺小结节患者。经常有患者拿着体检报告问医生"我肺上的结节有分叶，是不是就是肺癌？""肺部结节的分叶是什么，如何形成的？""哪些恶性结节特征应该及时手术？"等问题。本文详细谈谈肺部结节的分叶征及临床意义，或许能为你解惑！

什么是结节的分叶征

分叶征是指结节或肿块向各个方向生长时速度不一致，或受周围结构阻挡，轮廓可呈多个弧形凸起，弧形相间为凹入的切迹，而形成分叶状。由影像学专家 Rigler 在 1955 年首先提出和描述，由于此征多见于肺癌，又被称为结节的恶性征，是周围性肺癌最常见的基本征象。

肺部结节边缘凹凸不平的分叶状轮廓，是该征的主要 X 线表现，对于较大的肿块和结节，在胸部 X 线摄片即能发现该影像征象的存在，对于较小结节，常需胸部 CT 扫描才可发现。分叶征有深分叶、中分叶及浅分叶之分。

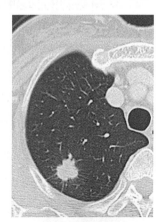

肺部结节的分叶征

分叶征是如何炼成的？分叶征就意味着肺癌吗

肺部结节分叶征形成的机制：

1. 肿瘤边缘各部分肿瘤的分化程度不一致，生长的速度不同。

2. 肺结缔组织间隔进入肿瘤的血管、支气管分叉，从肿瘤内向外生长的血管和结缔组织等引起肿瘤生长受限并产生凹陷，从而形成分叶的形态。

3. 肿瘤突破小叶间隔向外扩展并和邻近的相互合并进而形成分叶。

分叶征常为周围型肺癌的最常见的基本征象，是具有诊断价值的重要征象之一。有研究表明，具有深分叶征的周围型肺癌比没有此征象者具有更高的恶性生物学行为。3cm 以下周围型孤立性肺肿块在 CT 成像上，深分叶征阳性者以肺癌多见，深分叶征阴性者以良性肿块多见。在肺内孤立结节中，结节边缘分叶，有血管相连而形成血管切迹征象者，对恶性病变的特异性为97.6%，敏感性为 60.7%，认为是恶性病变的特征。

然而，分叶征也可见于肺良性肿瘤、肿瘤样病变以及肺炎性假瘤、肺结核、隐球菌、尘肺等良性肺部疾病，但一般较少见。因此，肺部结节出现分叶征，不等于就是肺癌，但高度提示肺癌可能。分叶征被视为肺癌的特征性表现。

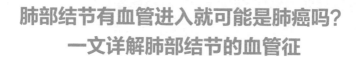

肺部结节有血管进入就可能是肺癌吗？
一文详解肺部结节的血管征

目前没有任何一种无创检查能够做到完全确诊，然而恶性肺部结节还是有一些特征性的影像学征象，包括血管征、毛刺征、分叶征、胸膜凹陷征等，可以辅助我们诊断恶性结节，明确有无手术必要。本文详细谈谈有关肺血管征的问题，希望能为你解惑。

肺结节的血管征有肺血管包被征、周围血管充血征、血管集束征及单纯血管推移征。也有人将肺部结节与周围血管的关系分为四种：血管穿过结节、血管向结节移位、血管在结节周边截断、血管受压移位。

1. 肺血管包被征

指肺血管进入结节或终止于结节，血管常出现狭窄、堵塞、截断等，文献认为其中以肺静脉包被（肺静脉包被征）意义最大，提示肺癌机会增加。

2. 周围血管充血征

指结节周边向周围伸展的、模糊的、软而无力的略弯曲线条影，可有分支。主要与毛刺鉴别。

3. 血管集束征

指邻近血管向结节聚拢，常可见多根细小血管向结节聚集。其本质仍是病灶内纤维增生，牵拉邻近肺结构包括血管，形成可见的血管分布改变。有专家认为此种改变主要见于穿越肺间隔的静脉。某项病理相关性研究后认为：结节边缘的血管聚集为病灶内疤痕所致，也是结核瘤毛刺征的病理基础，血管聚集征和肿块远侧血管扩张征并非为周围型小肺癌所特有，在肺癌与结核瘤中出现率相似。

4. 单纯血管推移征

血管受结节推挤而改变走向。关于血管征的确认、病理及其意义，研究者们均有不同的看法，国内外不少专家认为肺静脉包被、聚集可能更多地见于恶性病变。也有学者认为只要是较明显的、稍粗大的血管聚拢于结节，对肺癌的诊断仍有一定的帮助。国内也有报道血管集中征有助于肺癌的诊断，通过对一定例数肺微小结节的 CT 表现进行观察和分析，探讨 CT 血管征在肺微小结节定性诊断中的价值。具体研究方法为：选择行 CT 检查出的肺小结节患者作为观察对象。结果为：本组血管征的总出现率为 57.58%，其中恶性结节血管征出现率为 72.09%，良性结节为 30.43%，两者间差异有高度统计学意义。结论为：CT 血管征在肺微小结节的诊断与鉴别诊断中有较高的价值。

血管征只是一个影像学征象，少数肺内良性病变也可出现。有血管征，不代表一定就是肺癌，只是需要高度警惕。目前，还没有能做到 100% 确诊的无创检查，要确诊还需要结合结节的其他特征和临床表现。对于影像学检查，不同的专家也有不同的意见和看法。及时咨询胸外科医生，评估有无手术必要，才是最明智的选择。

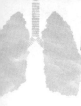
肺结节浸润灶小于 5mm 就是微浸润性肺腺癌吗？ 微浸润性肺腺癌会复发吗

　　肺磨玻璃结节因其高癌变概率，成为近几年热门和关注的焦点。磨玻璃结节指的是胸部 CT 影像上像磨砂玻璃样的、密度稍增高的云雾状淡薄影。根据有无实性成分分为纯磨玻璃结节和混合型磨玻璃结节。如果病灶内只有磨玻璃成分，不含实性成分，称为纯磨玻璃结节；如果既有磨玻璃成分，又含有实性成分，则称为混合型磨玻璃结节。

　　磨玻璃结节中磨玻璃成分对应的是病理上的鳞屑样生长方式（或叫贴壁生长），影像学上表现为磨玻璃样影，指异常增生的上皮细胞或分化良好的肿瘤细胞以鳞屑样生长或贴壁生长，表现为增生的细胞沿现有结构和肺泡壁生长，而不侵犯基质、胸膜或血管，保持完整的肺泡结构。

　　肺磨玻璃结节具有演变性的特点，可由良性病变逐步发展成恶性病变，由无侵袭性的惰性病变逐步变成有侵袭性的浸润性病变。这个过程可长达几年甚至十几年的时间。在这个过程中，病灶逐渐增大，颜色逐渐加深，并由纯磨玻璃成分演变成磨玻璃成分中出现实性成分。病理上，可发生非典型增生→肺原位癌→微浸润性肺腺癌→浸润性肺腺癌的演变。

什么是微浸润性肺腺癌

　　沿肺泡壁生长的孤立性的小腺癌，磨玻璃成分内的浸润灶 ≤ 0.5cm。多个浸润灶以最大直径浸润灶为准。影像学上，微浸润性肺腺癌表现不一，非黏液性微浸润性肺腺癌通常表现为以磨玻璃样成分为主的部分实性结节，实性成分位于病变中央，≤ 0.5cm。黏液性微浸润性肺腺癌很少见，表现为实性或部分实性结节。

肺结节浸润灶小于 5mm 就是微浸润性肺腺癌吗？微浸润性肺腺癌必须同时满足以下条件：① 结节（≤ 3cm）；② 主要以贴壁方式生长；③ 病灶中任一浸润病变的最大直径≤ 5mm；④ 不伴有浸润胸膜、血管、淋巴管或肿瘤性坏死。其在影像学上多数表现为纯磨玻璃结节，也有部分表现为部分实性结节，极少数表现为实性结节。三类影像表现比例分别为 53.8%、42.3% 和 3.8%。

微浸润性肺腺癌有复发的可能吗

微浸润性肺腺癌接近 100% 根治率，不仅仅因为浸润病灶小，还因为其惰性的贴壁样生长，更因为其不侵犯胸膜、血管、淋巴管。

目前看来还没明确复发的文献报告。网络上流传的一些复发个案，也没有排除病理误诊或新发的可能性。

纯磨玻璃结节有实性成分吗

有患者问："为什么纯磨玻璃结节手术下来，部分病理会是微浸润性肺腺癌甚至是浸润性肺腺癌？不是说只有在纯磨玻璃结节中出现实性成分，浸润灶 < 5mm 是微浸润性肺腺癌， > 5mm 才可能是浸润性肺腺癌吗？"想回答这些问题，要从磨玻璃结节的分类（目前未定论）和磨玻璃结节中的实性成分是什么说起。

磨玻璃结节中的实性成分可以是塌陷的肺泡、阻塞的黏液、小血管（仔细读片可以排除），当然更可能是癌变细胞形成的浸润灶。

磨玻璃结节根据有无实性成分可分为纯磨玻璃结节和混合型磨玻璃结节，通常的判断标准为：①纯磨玻璃影，是在 CT 肺窗中可见磨玻璃影，而在纵隔窗中未见任何成分。②混合型磨玻璃结节，在 CT 肺窗可见，而纵隔窗也可以见少量实性成分。

其实这种判断标准非常粗糙，把一部分混合型磨玻璃结节（异质性磨玻璃结节）误认为是纯磨玻璃结节。个人认为如下分类和判断比较科学。

1. 纯磨玻璃结节在 CT 窗可见匀质的磨玻璃影，而在纵隔窗中未见任何成分。

2. 混合型磨玻璃结节，既有磨玻璃成分，又含有实性成分，可细分为两个小类：

（1）异质性磨玻璃结节在 CT 肺窗中可见不匀质的磨玻璃影，其中含有少量实性成分（肺窗可见），而在纵隔窗中未发现任何成分；CT 值是判断异质性的重要依据，若磨玻璃结节中部分区域平均 CT 值达到 -200HU 甚

至 -300HU，就得考虑为异质性磨玻璃结节（混磨）。

（2）部分实性磨玻璃结节肺窗及纵隔窗均可见实性成分。

磨玻璃结节的生长速度如何

磨玻璃结节的生长速度非常缓慢，平均 2～4mm/ 年。在上述三种结节的生长速度比较中，部分实性结节的生长速度最快，其次为异质性结节，而纯磨玻璃结节生长速度最慢，为 2mm/ 年。磨玻璃结节中，实性成分生长速度比较快，部分实性结节的实性成分生长速度最快，其次为异质性磨玻璃结节，而纯磨玻璃结节最慢。

混合型磨玻璃结节癌变概率有多高

平均来说，肺磨玻璃结节恶变的概率远高于实性结节。肺磨玻璃结节恶变概率平均为 33%，高于实性结节的 7%，其中纯磨玻璃结节为 18%，混合型磨玻璃结节恶变的平均概率达到惊人的 63%。而对于实性成分大于 5mm 或者整体直径大于 10mm 的混合型磨玻璃结节，有文献报道癌变的概率高达 90%。

国外一项研究中发现：① 手术切除的纯磨玻璃结节 35 例，术后病理提示 9 个微浸润性肺腺癌、21 个肺原位腺癌以及 5 个不典型增生。② 异质性磨玻璃结节 7 例，术后病理提示 5 例微浸润性肺腺癌和 2 例肺原位腺癌。③ 部分实性结节 49 例，术后病理提示 12 例浸润性肺腺癌、26 例微浸润性肺腺癌、10 例肺原位腺癌和 1 例非典型腺瘤样增生。这项研究说明混合型磨玻璃结节（包括异质性和部分实性磨玻璃结节）的癌变概率远高于纯磨玻璃结节。

肺结节不长大就是良性的吗

临床工作中，医生会根据患者结节的影像学检查的恶性特征、特定人群的肿瘤高危因素、肿瘤标志物或者循环肿瘤细胞等来对肿瘤的良恶性有一个判断，有时会建议患者数月后来复查，如果结节不长大，就考虑继续观察，若反复观察一段时间后，结节仍变化不明显，就考虑良性可能，患者也许就会放弃随访。那么，肺结节不长大就是良性的吗？或者说，肺结节多久不长大，良性可能性较大？

要了解这个问题，就需要了解肺部结节的倍增时间，倍增时间是有重要临床价值的方法。肺结节倍增时间的定义：通过比较两次影像检查时结节体积变化来计算肿瘤生长速度。倍增时间是指结节体积增加一倍所需的时间。各种肺癌的倍增时间均不相同，如小细胞肺癌的倍增时间最短，约为 36 天，肺腺癌倍增时间 140 天，肺鳞癌倍增时间约为 93 天，转移癌 52 天。肺部恶性肿瘤的倍增时间多在 30～360 天。

若肺结节首发为实性结节，倍增时间短于 30 天常常是炎症，若超过 450 天常为良性病变，相当于一个肺结节直径从 1cm 长大到 1.26cm，体积就翻倍了（从 $1cm^3$ 到 $2cm^3$，但这是理想状态下），这个时间如果超过 450 天，多考虑良性，低于 30 天，多考虑炎症。

若肺结节首发为磨玻璃结节，就和实性结节有很大区别了。一是磨玻璃结节的恶性变率较实性结节高很多；二是磨玻璃结节的倍增时间很长，纯磨玻璃结节的倍增时间约为 813 日，混合磨玻璃结节的倍增时间约为 457 日。

另外，值得注意的是，肿瘤越大，倍增时间就逐步缩短，吸烟也可能加快结节的倍增时间。也就是说，结节会越长越大，越长越快，吸烟也会加速肺结节的生长。

还有一点是大家容易忽视的：传统影像学是通过测量肺结节的最大横径来计算生长速度和倍增时间的，但肺结节并非球形，各方向的浸润生长速度不一样，通过三维重建测量体积的方法更准确。

最后，笔者的总结如下。

1. 对于实性结节，倍增时间低于 30 天的考虑炎症，450 天以上的考虑良性，30～360 天的是恶性肿瘤高危范围。但实性结节有一个 PET/CT 可以作为筛选方法，PET-CT 结果高度怀疑恶性病变时，推荐手术干预，怀疑低度恶性时，则建议改用定期低剂量 CT 随访。

2. 对于磨玻璃结节，本身具有惰性，生长缓慢，即使在随访过程中出现长大，也不用立即行手术治疗。纯磨玻璃结节随访过程中，是非常安全的，早做和晚做的效果没有区别。对于混合型磨玻璃结节，小于 8mm 的磨玻璃结节随访也是比较安全的，每 3 个月随访一次，不会影响后续疗效。考虑倍增时间，临床上不会出现磨玻璃结节随访几个月就变成晚期肺癌而无法手术的状况。

总之，发现结节，要及时治疗，但也不要过度医疗。

肺磨玻璃结节——我的成长史

大家好，我是近两年的"红人"——肺磨玻璃结节。好多人在体检的时候都发现了我的存在，大部分人一听到检查结果就吓得寝食难安，连正常的生活都无法继续了，把我想象成"超级坏蛋"，这可真让我伤心，所以，我决定要为大家深刻剖析一下自己！

在最开始的时候，我只是沿着肺泡壁生长的"小透明"，从 CT 结果来看，我就是个薄雾状的小圆脸，边界也清晰，这个时候我还是个老实孩子，不会乱跑。你们叫我纯磨玻璃结节，切下来一看，多是腺瘤样不典型增生（癌前病变），或者是肺原位腺癌（对周围血管间质没有侵犯，不会转移），最极端情况也只能是微浸润性肺腺癌（对周围血管间质侵犯＜5mm，潜在转移风险）。

当我逐渐长大后，体内开始出现实性成分，你们叫我混合型磨玻璃结节，有时，我还会出现分叶、毛刺、空泡、胸膜凹陷、血管密集等改变，这时的我已经是个坏蛋了，就是你们常说的浸润性肺腺癌、恶性肿瘤。这个时候的我要开始扩张地盘，我体内的肿瘤细胞喜欢通过人类的血管到处溜达，觉得哪个地方好就在哪儿"安营扎寨"，它们最常去的地方就是大脑或者骨骼，继续生长繁殖，构建另一个"基地"。

其实，很多时候，我并不会变成坏蛋，如果我本身是由于肺部炎症、出血造成的，时间久了，我反而可能缩小甚至消失，如果是纤维化产生的我则不会变化，这样的我是善良的，并不会对人类造成伤害。除此之外，你们就要当心啦。在最开始的时候，我也是很脆弱的，没有能力突破细胞间连接，也进入不到血管里去。只有给我充分的时间，我才会变强，逐渐突破层层壁垒，实现转移。我是一个懒家伙，生长的速度堪比乌龟，不典型瘤样增生时期，我长大一倍要998天，原位癌时期需要567天，即使是微浸润性肺腺癌时期，也要384天。看到这里的你是不是安心了一点呢？我的能力的大小还与机体免疫力有关，当机体免疫力强的时候，我要抵抗多种免疫细胞和免疫因子对我的伤害，只能挣扎着艰难长大，甚至只能静止不动，和机体形成微妙的平衡。当机体免疫力不强的时候，那就是我"称王称霸"的时候了！

当你们发现我时，先不要惊慌，毕竟我的能力和我的大小、颜值是挂钩的，在我还很小、很纯的时候，你们可以先随访观察。一般来讲，当我< 8mm 时，你们可以 3 ~ 6 个月随访一次 CT；如果我已经 > 8mm，或者在随访期间我有长大的趋势，或是出现许多坏人的特征时，你们就可以考虑对付我了，不然我体内的肿瘤细胞就要到处乱窜，占据身体其他重要部位了，那个时候，你们再想对付我就相对比较困难了。

提到对付我，我不禁心悸，本是同根生，相煎何太急，我们可是共用一个身体的啊。你们最常用的是一种微创胸腔镜肺部手术来残忍地把我切除。虽然有时我很小，而且所处位置隐藏得很好，不容易被你们找到，但你们人类又发明了许多磨玻璃影定位的方法，如定位钩、弹簧圈、术中 B 超……能够精确地在手术中找到我；最近还有人采用立体定向放射治疗来对付我，利用放射线聚焦把我烧死烤糊，号称比微创胸腔镜肺部手术手术效果好，但仍然存在争议。对于此，我想爆料一个小秘密，如果选择手术切除我，那我就真是不存在了，立体定向放射治疗则在一段时间后才可能使我死亡，但也可能我的某个细胞很强大，自断手脚保护核心部位而活了下来。当然在将来它也可能会因营养不良而饿死，但是谁知道呢？万一我很耐饿呢？不过对于那些心肺功能不好、身体虚弱、多病缠身的人来讲，说不定手术会有很多并发症，所以对于那些实在耐受不了手术的人，可以选择立体定向放射治疗。

说到手术，很多人不理解，为什么相同大小的磨玻璃结节别人可以立即手术，自己却被建议等几年？或者是别人只用切一点点组织，自己却被切了一整叶肺？这是由于我生长的位置不同，所以处理的策略也不同。人类肺部支气管和血管都是从肺门向周边延伸，在延伸的同时还不断地产生分支，就像大树在生长过程中会产生很多枝丫一样。如果我老实一点儿，长在肺周围的组织上，那么就只需要做楔形切除，术后对患者的生活也没什么影响，所以在发现后，只要有手术指征就可以把我切掉。但是如果我生长在肺门区，那就只能把一整叶的肺都切掉，一个人左肺就只有两片肺叶，右肺也就三片，如果切掉一整片，对患者的生活还是会有一定影响的，所以这个时候医生都会建议再养养，等我继续长大到原位癌后期，甚至是微浸润性肺腺癌时再切掉也是很安全的。不过，要是我生长的地方离胸膜和大血管很近，拥有丰富的血供，可能医生在发现我的时候就会建议立即手术，毕竟血供越丰富，我的养分就越充足，更容易产生变化，风险系数也就越高。

说了这么多，你们对我的认识有没有更深刻一些呢？其实，在不典型增生、原位癌甚至是微浸润性肺腺癌时期的我都还是很脆弱的，把我切除后，患者的治愈率接近 100%，ⅠA 期的治愈率也约为 92%。但是越到后期我的实力越强大，侵犯的组织也越多，好多重要器官都被我拿下，这个时候想要完全打败我就越困难了，肺癌晚期的 5 年生存率甚至不到 5%。所以，人类们，为了自己的健康行动起来吧。那些 50 岁以上、有肺癌家族史、长期吸烟史，或长期吸烟而戒烟不足 15 年的，以及反复咳嗽 3 个月以上，无肺炎、慢阻肺、慢性咽炎、慢性鼻窦炎或消化道相关疾病的慢性咳嗽的人群，每年体检的时候记得做一次低剂量螺旋 CT，这样才能尽早发现我的存在，发现我，并战胜我！

何须谈磨色变
——解密"肺界网红"肺磨玻璃结节那些事

近年来，在医院肺结节诊治中心，通过低剂量螺旋 CT 检查，发现肺部有磨玻璃结节的患者越来越多。磨玻璃结节会癌变吗？磨玻璃结节怎么治疗或如何随访？鉴别磨玻璃结节最好的办法是什么？这些是患者最关心和咨询得最多的问题。

有些患者，一听说肺上有了结节，立马神色大变，仿佛自己得了绝症一样。有些患者遵医嘱随访磨玻璃结节，但天天提心吊胆，内心备受煎熬，最后实在无法忍受这种无休止的随访观察，决定手术。有些患者，在肺部结节接受微创切除后被确诊为肺癌，术后一方面庆幸自己及时手术了，但又开始担心这种磨玻璃结节性肺癌会不会复发？

那么，肺部磨玻璃结节究竟是个啥？以下就详细解密肺磨玻璃结节那些事！

磨玻璃结节是个啥

磨玻璃结节指肺内局灶性、结节状或淡薄密度增高影，样子像磨砂玻璃一样，所以叫磨玻璃结节。可以是单发，也可以是多发，大小为 2 ~ 30mm 不等。

如果 CT 报告上磨玻璃结节伴有以下 4 种情况。

1. 胸膜牵拉。

2. 伴有小空泡。

3. 伴有血管进入。

4. 呈荷包蛋形状。

应根据不同的实际情况，每 3～6 个月进行定期随访、观察。另外，如果在随访中出现以下 4 种情况。

1. 病灶增大。

2. 实性增密。

3. 结节增强。

4. 移动血管增粗，三维重建伴有肿瘤微血管成像征。

应引起高度重视，立即停止随访，积极采取手术切除治疗。

磨玻璃结节是肺癌吗？会癌变吗

肺部的结节，不管多大，都有恶变可能，但磨玻璃结节不一定就是肺癌。有时候，肺部的炎症、出血、纤维化或瘢痕化都可以造成此变化。薄层 CT 加三维重建，以及定期动态 CT 随访观察，有助于鉴别结节良恶性。

1. 伴有明显分叶、空泡、胸膜凹陷征或明显实性成分（如荷包蛋，中间厚、外周薄）的磨玻璃结节提示可能恶性病变。

2. 随访过程中病灶消散或明显缩小者考虑炎症反应可能。

3. 随访过程中，如果磨玻璃结节增大或者病灶密度增加，或有肿瘤微血管 CT 成像征时，提示可能恶性病变。

磨玻璃结节癌变的概率有多大

总体来说，肺磨玻璃结节恶变的概率远高于实性结节。磨玻璃结节恶性病变的概率平均为 33%，高于实性结节的 7%。其中，混合型磨玻璃结节恶变的概率达到惊人的 63%，纯磨玻璃结节为 18%。

磨玻璃结节咋分类？什么是混合型磨玻璃结节

1. 按成分分类（是否含有实性成分）

分为单纯性（完全性磨玻璃结节），混合性（部分实性磨玻璃结节）。

2. 按分布范围分类

分为局限性、弥漫性（严格意义上非"结节"）。

3. 按病理性质分类

分为肿瘤性，非肿瘤性。

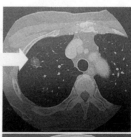

pGGN
无实性成分

4. 按出现时间分类

分为一过性，持续性。

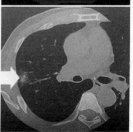

mGGN
灶性实性
成分

单纯型和混合型磨玻璃结节

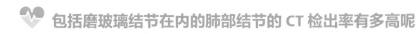 **包括磨玻璃结节在内的肺部结节的 CT 检出率有多高呢**

国外一个大样本研究发现，低剂量螺旋 CT 筛查，正常人群肺结节检出率为 24%，也就是 5 个人就至少有一个人能查出肺结节。而有些一些研究甚至更高，可高达 40%。也正因为如此，体检发现肺部结节，还真不用惊慌，它就是一个平常事。

查出肺部微小结节已经有好几年了，随访没有变化，要紧吗

肺与外界相连，可能有隐匿性的感染，有些人发现肺部有微小结节，过段时间消失了，或者过段时间又出现了，这些都是正常的。微小结节大多都是良性，不必过度担心，每年正常体检就可以了。

肺部磨玻璃结节有什么早期症状

门诊很多患者是因为有胸痛或咳嗽等症状，来医院检查身体时发现肺部结节的。患者经常会问，我这些症状是不是结节引起的？还真不一定是。

肺部小的磨玻璃结节不会有任何症状。只有小结节长大到较大程度，或者长在特殊位置刺激胸膜，才可能引起胸痛，或者引起支气管刺激性干咳、痰中带血等症状。

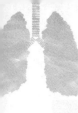

 肺部磨玻璃结节能治愈吗

体检发现肺部磨玻璃结节的患者，大可不必过于惊恐，肺部磨玻璃结节大部分是良性病变。即使万一已发生癌变，也并不可怕，据文献报道，肺早期癌（肺磨玻璃结节阶段）几乎可以达到 100% 的治愈率。

鉴别肺磨玻璃结节的最佳方法是什么

肺部结节不管多大，都有恶变可能，目前没有哪一种手段在术前就可以 100% 定性。

液体活检等新检测手段的发展让肺癌诊疗手段有了划时代的进步，对肺癌的检测敏感度可达 80%，而特异性高达 88%。和胸部低剂量螺旋薄层 CT 配合起来，可谓是珠联璧合，成为肺部小结节和早期肺癌筛查的利器。

肺磨玻璃结节定期随访的风险大不大？
会不会突然变成晚期肺癌

在医院肺部结节诊治中心门诊，医生们常常会被问到这样的问题："体检发现的肺磨玻璃结节，医生说可以随访，但请问随访期间肺部结节会不会发生转移？磨玻璃结节会不会加速生长而突然变成晚期肺癌？随访的风险大不大？"本文详细谈谈磨玻璃结节的生物学特性及倍增周期，或许能为你解惑！

磨玻璃结节一般为惰性结节，生长速度非常缓慢。有如下生物学特性：

1. 生长速度缓慢，倍增周期长。

2. 有恶性演变的倾向，也就是说有癌变的可能。

3. 磨玻璃结节恶性的概率平均为 33%，显著高于实性结节的 7%。

磨玻璃结节虽然可以癌变，但即使癌变也一般处于较早期的阶段，通常为癌前病变——不典型腺瘤样增生、肺原位腺癌或者早期微浸润性肺腺癌等三种形式。不同阶段的磨玻璃结节有不同的倍增周期：

不典型腺瘤样增生：998 天。

肺原位癌：567 天。

微浸润性肺腺癌：384 天。

国外学者 Yankelevitz 等的研究表明，任何大小的磨玻璃结节，按年度随访是安全的，无论随访多久后再选择手术切除都是可行的，且磨玻璃结节

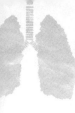

无论大小、浸润程度及选用何种术式，经手术切除后，其长期特定疾病生存率高达 100%。另一位研究者 Yip 等的研究也表明，以单发磨玻璃结节或者以非实性结节为主病灶的患者定期年度随访，其因肺癌致死率基本为 0。

正因为磨玻璃结节的生长非常缓慢，长大一倍所用的时间最短也要 1～3 年，故磨玻璃结节的随访观察时间一般至少为 3～5 年。而且只有少数（约占 20%）的纯磨玻璃结节在随访过程中，病灶会变大或变成混合型磨玻璃结节；混合型磨玻璃结节中，只有 40% 在随访过程中会增大或实变区增大。

随访期间，由于扫描层数及测量误差的影响，几个月后复查，特别是小的磨玻璃结节，直径略有增大或缩小，并没有实际意义。病灶直径小于 5mm 的磨玻璃结节多数并不会长大。少数长大的结节，一般生长速度也非常缓慢，生长速度每年一般在 1mm 左右。因此，纯磨玻璃结节随访过程中，是非常安全的。一般半年或一年复查一次即可。

混合型磨玻璃结节在随访期间，小于 8mm 或 10mm 的混合型磨玻璃结节，随访也是比较安全的。每 3 个月随访一次，不会影响手术效果。临床上，从来没有出现过小的混合型磨玻璃结节过 3 个月，就出现转移或突然变成晚期肺癌的案例。

Fleischner 学会及国际肺癌研究学会也达成共识：因为磨玻璃结节即使癌变，也通常为不典型腺瘤样增生，原位癌或者早期微浸润性肺腺癌，处于肺癌发生的极早期阶段，不具备转移能力。因此，磨玻璃结节，特别是单纯性磨玻璃结节，在随访期间，一般不会出现发生转移的现象，也不会突然变成晚期肺癌。

老郎中给你一颗定心丸
——微小纯磨玻璃结节都是良性的，非肺癌

♥ 患者提问

> **疾病** 肺小结节。
>
> **病情描述** 春节前咳嗽，断断续续不见好，今年 3 月到重庆市某医院 CT 平扫检查，发现右肺尖小结节，约 4～5mm，边界清晰。接着到社区医院使用了半个月抗生素。距首次 CT 已三个月，不知道是不是心理暗示，老感觉右胸发闷，外公是肝癌过世，有亲戚也因癌症去世，不知这算不算家族史。这几个月以来没过过一天安逸的日子，心里总非常焦虑。

发现肺小结节让人寝食难安，心理暗示更可怕，期盼戴医生帮忙。

近年来，碰到类似的患者还不少。有些患者，一听说肺上有了结节，立马神色大变，误以为肺小结节就是小肺癌。有些患者虽遵医生建议随访，但天天提心吊胆，担心结节癌变，内心备受煎熬。有些患者，就因为这恼人的肺小结节，频繁 CT 复查，甚至出现了胸闷、胸痛、乏力、失眠、头痛等心理因素所致的症状。

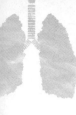

随着人们对健康的重视和低剂量螺旋 CT 的广泛应用，早期肺癌的发现率逐年提高。而肺癌的早期形态也大多表现为无症状的肺部结节，其中很大一部分就是肺磨玻璃结节。这里，我要介绍的是微小磨玻璃结节。微小纯磨玻璃结节都是良性的！微小纯磨玻璃结节都是良性的！微小纯磨玻璃结节都是良性的！重要的话说三遍。那为什么微小磨玻璃结节都是良性的？下文详细解释。

什么是微小磨玻璃结节

微小磨玻璃结节即直径小于 5mm 的磨玻璃结节，体检发现的磨玻璃结节绝大部分是微小结节。胸片发现不了磨玻璃结节，厚层 CT 扫描基本上也会漏掉大部分微小结节。肺磨玻璃结节是一个在最近几年开始流行的概念，归功于薄层 CT 的广泛运用。

当患者或医生看到这个词的时候，联想最多的是，这个磨玻璃结节有可能是早期肺癌，因为和实性结节相比，磨玻璃结节确实有更高的癌变概率。但我想告诉大家的是，磨玻璃结节性肺癌是一种惰性癌，磨玻璃结节即使癌变，变成的也是细支气管肺泡癌（这一概念现已废除），而细支气管肺泡癌正是治愈率最高的肺癌。

磨玻璃结节指的是胸部 CT 影像上表现为密度轻度增高的云雾状淡薄影，样子像磨砂玻璃，所以叫磨玻璃结节。磨玻璃结节从分类来讲可分为：一过性和持续性；纯磨玻璃结节（又叫单纯性磨玻璃结节）和混合型磨玻璃结节（又叫部分实性磨玻璃结节）。

磨玻璃结节根据有无实性成分分为纯磨玻璃结节和混合性磨玻璃结节。

如果病灶内不含有实性成分，称为纯磨玻璃结节；如果含有实性成分，则称为混合型磨玻璃结节。

一过性磨玻璃影大多就是自限性疾病，本身就是一过性的。多由于小的出血或局部水肿所引起，三个月内，治不治疗，消不消炎，37%～70%都会消失。临床上碰到抗生素消掉的磨玻璃影，那可能是因为碰到的是一过性结节。

肺磨玻璃结节可由良性病变逐步发展成恶性病变，由无侵袭性的惰性病变逐步变成侵袭性的浸润性病变。但纯磨玻璃结节对应的一般是这三种病变即不典型腺瘤样增生、肺原位腺癌、微浸润性肺腺癌。决定纯磨玻璃结节到底属于上述哪种病变，主要是看结节的大小和是否开始出现实性成分。

文章读到这，你应该明白微小纯磨玻璃结节都是良性的道理了。那有人也会说，微小纯磨玻璃结节虽然是非典型腺瘤样增生，那它也是癌前病变啊！

癌前病变可怕吗

非典型腺瘤样增生等癌前病变不可怕！它离癌变还有十万八千里呢。人体身上到处都可能有癌前病变。比如食管黏膜的不典型增生、支气管黏膜鳞上皮不典型增生、黏膜白斑、交界痣、慢性萎缩性胃炎、子宫颈糜烂、结直肠息肉、乳腺非典型增生、胃溃疡、肝炎、慢性营养不良性皮炎、角化症、疣、色素痣、乳头状瘤等。到处都可能有癌前病变，你顾得过来吗？

再来看一下下图，世界最权威肺结节指南-FLeischner指南里面说：小于6mm的纯磨玻璃结节可以不用随访，要是癌，敢叫你不随访吗？

< 6mm	**实性**	单个	无需随访(如形态可疑或位于上叶,可 12 个月后复查)	12 个月复查 CT
		多发	无需随访(如形态可疑或位于上叶,可 12 个月后复查)	12 个月复查 CT
	部分实性	单个	无需随访	
		多发	3 ~ 6 个月复查 CT,如复查无变化,2 ~ 4 年后随访	
	纯磨玻璃密度	单个	无需随访(如可疑惑性,可 2 ~ 4 年后随访,如增大或产生实性成分,建议手术)	

到底哪些磨玻璃结节是需要手术的

肺磨玻璃结节可逐渐长大,可能会出现实性成分,成为混合型磨玻璃结节;还可能会出现分叶、毛刺、空泡、胸膜凹陷、血管征等影像学改变,这个时候多数可能已经恶变。

薄层 CT 配合三维重建,定期动态 CT 观察磨玻璃结节,有助于鉴别良恶性磨玻璃结节。伴有明显分叶、空泡、胸膜凹陷征或明显实性成分的;或随访过程中,如磨玻璃影增大,病灶密度变实,或兼有肿瘤血管征时,提示早期肺癌可能,应该及时果断手术。

磨玻璃结节和肺癌有何区别？
磨玻璃结节多大可能是恶性

四十岁的陈女士和好朋友张女士在体检的时候都查出右肺有一个磨玻璃结节，经过医生仔细诊断后，怀疑陈女士的结节为肺癌建议她尽早手术，而张女士则建议她继续随访。陈女士在医生的建议下进行了肺叶切除，术后病理显示为微浸润型肺癌。陈女士觉得很奇怪，为什么都是磨玻璃结节，她的结节就已经发展成肺癌了呢？磨玻璃结节和肺癌到底有什么区别？

要分清楚磨玻璃结节与肺癌的区别，首先应该正确认识到底什么是磨玻璃结节。磨玻璃影是指在胸部 CT 检查时发现，表现为密度轻度增高的云雾状淡薄影或圆形结节，样子像磨砂玻璃一样。它可以是弥漫性散在生长，也可以仅聚集在局部，一般而言，弥漫性生长的多数是良性病变，局灶性生长的恶性程度比较高。病理改变主要是肺泡壁增厚，肺泡腔塌陷，肺泡腔含气量减少，出现细胞、渗出液及组织碎片。

以磨玻璃影为主要特点的肺部结节称为磨玻璃结节。磨玻璃结节也称毛玻璃结节，是肺结节的一种表现形式。从组织病理学的角度看，磨玻璃结节的出现多提示病变仍处于早期、活动期或进展期，因而及时、正确地判断其形态和性质对指导治疗十分重要。按照病理性质，磨玻璃结节可以是良性病变如局灶性纤维化、炎症或出血等，或是癌前病变如非典型腺瘤样增生、肺原位腺癌，也可能为恶性肿瘤如浸润性肺腺癌、转移癌等。

按照磨玻璃结节的密度均匀与否和是否伴有实质成分，磨玻璃结节又可

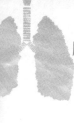

分为纯磨玻璃结节和伴有实性成分的混合磨玻璃结节。混合磨玻璃结节内实性成分的多少，可作为判断良恶性的一个依据，也可作为评价其侵袭性的一个依据。若为恶性，则实性成分越多，且其侵袭性也越大；一般实性成分越多，恶性的可能性越大。同时，磨玻璃结节的恶性程度还和结节大小相关，就大小而言，直径 < 5mm，磨玻璃结节的恶性程度小于 1%，其中微小纯磨玻璃结节良性的可能性接近 100%；直径在 5 ～ 10mm，磨玻璃结节恶变率为 18% ～ 40%。磨玻璃结节直径 1 ～ 2cm，恶性率为 50% ～ 70%。其中对于直径 > 1cm 的混合型磨玻璃结节而言，有文献报道，恶变率可超过 90%。

磨玻璃结节多大可能是恶性肿瘤

判断一个磨玻璃样结节会不会癌变，要结合其大小、密度，以及在磨玻璃样结节的中央有无高密度影像、有无空泡征象及血管征象等。如果结节伴有明显分叶、空泡、胸膜凹陷征或明显实性成分的磨玻璃结节，则提示可能是恶性病变；随访过程中，如磨玻璃结节增大，病灶密度变实，或兼有肿瘤微血管 CT 成像征时，提示恶性病变。随访过程中，病灶消散或明显缩小者，考虑炎症反应可能。因此，不是所有的磨玻璃结节一定转变成癌，一般来说，约有 1/3 的磨玻璃结节会消失，1/3 会长期不变，1/3 会转变成癌。

发现磨玻璃结节应该怎么处理

发现肺部磨玻璃样结节后，首先要做的是随访和观察。因为磨玻璃样结节多是惰性细胞斑块，也就是说，它发展得比较慢。因此，不宜做过早、过多的干预，也不应对患者过度治疗，换句话说，对磨玻璃样结节用抗生素治疗的理念是错误的。

一般说来，磨玻璃样结节的直径 < 5mm，甚至更小，应该观察，不主张轻易接受手术治疗。因为这种磨玻璃样结节细胞成分很少，比较薄，在切下来的标本里很可能找不到这个结节，那就无法做病理检查。其次，磨玻璃样结节是个"懒东西"，长得慢。即使是恶性肿瘤，也是原位癌，可能在数年之后，结节才会长大，那时再手术，效果和一发现就手术是一样的。我们无需让患者过早承受手术的痛苦。

如果磨玻璃样结节发现时，直径就 > 0.6mm，中央有高密度影像，就要引起关注。这类磨玻璃样结节癌变的概率比较大。当磨玻璃样结节中央的实质性病变增多，且结节本身的边缘在不断长大，就需要外科干预，而陈女士就属于后面这一种情况了。

♥ 磨玻璃结节的随访策略是什么

一般来说，对于直径 ≤ 5mm 的孤立性纯磨玻璃结节，不需要 CT 随诊复查。对于直径 > 5mm 的孤立性纯磨玻璃结节，发现后 3 个月进行复查以确定病变是否依然存在，如果病变仍然存在且没有变化，则每年 CT 随访复查，至少持续 3 年。对于孤立的部分实性结节，首次发现后 3 个月复查，以确定病变是否依然存在，如果依然存在，而且内部实性成分 < 5mm，则推荐每年随访复查，至少持续 3 年，如果病变持续存在且其内部实性成分 ≥ 5mm，推荐活检或外科手术治疗。

磨玻璃结节的预后怎么样

　　磨玻璃结节的预后是非常好的，直径 < 1cm 的纯磨玻璃结节，术后多证实为腺瘤样不典型增生（癌前病变），或者是肺原位腺癌（对周围血管间质没有侵犯，不会转移，治愈率 100%），甚至极端情况下也可能是微浸润性肺腺癌（对周围血管间质侵犯 < 5mm，也不会转移，切除后，治愈率 100%）。

磨玻璃结节会消失吗？
谈谈一过性肺磨玻璃结节

💗 问题描述

男性，39岁，最近更换工作，新单位入职，要做体检，其他都没有什么问题，就是做肺部低剂量螺旋 CT 检查的时候发现肺部有磨玻璃结节，心里很紧张。

询问医生 这个磨玻璃结节有可能会消失吗？

我碰到提这个问题的还真不少，看来这个问题比较常见，也是广大患友特别关心的问题。

要搞清楚这个问题，先了解什么是磨玻璃结节。磨玻璃结节指肺内局灶性、结节状或淡薄密度增高影，样子像磨砂玻璃一样，所以叫磨玻璃结节。可以是单发，也可以是多发，大小 2~30mm 不等。病理基础为肺泡壁增厚；肺泡腔塌陷；肺泡腔含气量减少，出现细胞、渗出液及组织碎片或者肺泡上皮细胞增生。

磨玻璃结节从分类来讲可分为一过性磨玻璃结节和持续性磨玻璃结节。

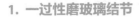

1. 一过性磨玻璃结节

大多由小的出血、局灶炎变或局部水肿引起，三个月内，治不治疗，37%～70% 都会消失。临床上碰到抗生素消掉的磨玻璃影，就是一过性结节。

2. 持续性磨玻璃结节

多为局灶性肺纤维灶和早期肺腺癌。

日前，《美国胸科杂志》（*Chest*）发表了美国著名教授 Khokhar 的文章[①]，他回顾分析了 293 例肺磨玻璃结节，按随访期是否使用抗生素分为两组，结果发现使用或不使用抗生素，部分患者肺部结节均可消失，比例分别为 33% 和 27%，无明显差别。

因此，体检发现磨玻璃结节先莫慌，也可能仅仅是一过性磨玻璃结节，绝大部分（40%～70%）治不治疗，均可自行消失。消失的时间一般在三个月以内，极少数甚至可以半年后才消失。也正因为如此，各国的肺部结节诊疗指南一般均建议，初次发现磨玻璃结节三个月后再复查，目的就是排除一过性磨玻璃结节。

① Antibiotic use in the management of pulmonary nodules.Khokhar S, Mironov S, Seshan VE, Stover DE, Khirbat R, Feinstein MB.Chest. 2010 Feb;137(2):369-75. doi: 10.1378/chest.09-0562. Epub 2009 Sep 25. Erratum in: Chest. 2013 Aug;144(2):721.

磨玻璃结节会有胸痛等症状吗？发现了怎么办

肺癌已经成为我国第一大癌症，是名副其实发病率第一、死亡率第一的健康杀手。有数据调查显示，约 50% 左右的肺癌患者在发现时已经到了中晚期，这主要与肺癌早期症状不明显，公众对早期肺癌发现意识不足有关。随着影像学的不断发展，CT 检查的使用也越来越广泛，随之而来的是磨玻璃结节的检出率也在持续升高。

磨玻璃结节会产生胸痛等症状吗

磨玻璃结节的生长是一个不断发展的过程，不同的生长时期，它的表现不同，对患者的影响也不同。比如在最开始三个时期（癌前病变），磨玻璃结节是没有任何明显症状的，因此，该时期的大多数磨玻璃结节都是在体检时发现的，也有少部分患者是因为咳嗽、胸闷做胸部 CT 偶尔发现的，多数情况下，这些症状和肺磨玻璃都没有关系。但当结节发展到肺腺癌时期，可能就会出现如下症状：

1. 咳嗽

咳嗽是最常见的症状，如果频繁出现咳嗽，且咳嗽现象持续时间很长，尤其是有痰带血的情况，那么一定要引起注意。有一半以上的肺癌患者早期

会出现连续咳嗽且非常频繁。

另外，肿瘤如果生长在支气管肺组织上，可能会引起刺激性咳嗽。所谓"刺激性呛咳"，就好似气道里呛入一粒米饭，身体做出应激反应，导致咳嗽不受控制。支气管黏膜上长出小肿瘤，人体也会像气管中呛了一粒米饭一样想把它排出来。

2. 声音嘶哑

主要是由肿瘤压迫喉返神经造成。控制左侧发音功能的喉返神经由颈部下行至胸部，绕过心脏的大血管返行向上至喉，从而支配发音器官的左侧。因而，若肿瘤侵及纵隔左侧，使喉返神经受到压迫，声嘶便产生了，但却无咽痛及上呼吸道感染的其他症状。

3. 胸部胀痛

胸闷、呼吸困难是比较常见的症状，肿瘤导致大气道通气受阻，肺叶得不到换气，血液得不到氧气，就会造成胸闷和呼吸困难。早期肺癌胸痛较轻，主要表现为闷痛、隐痛，部位不一定。如胀痛持续发生则说明癌症有累及胸膜的可能性。

4. 男性乳房肥大、粗壮

男性肺癌患者约 10%～20% 会出现乳腺肥大，多数为双侧肥大，且出现时间比咳嗽、咯血等肺部症状早一年左右。所以，如果你是男性，在排除肥胖的情况下，发现自己乳房突然变大同时手指变粗如鼓槌，就需要提高警惕了。

发现磨玻璃结节怎么办

磨玻璃结节并不少见。根据美国的国家肺癌筛查研究和国际早期肺癌干预行动项目中超过 20000 例人群普查结果显示，约 15%~20% 的人在 CT 筛查时会发现肺结节，其中约近半数为磨玻璃结节（4.2%~9.4%），这也和我们的临床经验相符。对于首次发现的肺磨玻璃结节，无论结节的大小和性质，我都建议可以先进行 1~3 个月的随访。

通常来说，直径 < 8mm 的磨玻璃结节至少 3~6 个月后复查胸部 CT，直径 > 8mm 的纯磨玻璃结节可以 3 个月后复查 CT，而直径 > 8mm 的混合型磨玻璃结节则建议规范抗感染治疗后 1~3 个月复查 CT。部分炎症导致的磨玻璃结节（约 10%~20%）随访后可能会消失。对于没有消失的磨玻璃结节，则应到专业医生处复查，并根据结节的大小性质选择进一步的随访治疗方案，部分磨玻璃结节，特别是混合型磨玻璃结节可能需要手术切除。

 磨玻璃结节的预后怎么样？能通过手术完全切除吗

要知道，现在我国肺癌总的五年存活率仅为 5.6%，而表现为磨玻璃结节的肺腺癌，其预后却相当不错，从某种程度来说，磨玻璃成分本身就预示了良好的预后。对于癌前病变（即不典型瘤样增生、原位癌甚至微浸润性肺腺癌），患者的五年存活率可接近 100%，而 I 期的浸润性肺腺癌治愈率也能达到 85%，所以早诊早治绝对是治疗肺癌的关键。磨玻璃结节在早期基本不会出现特别明显的症状，一般都是在体检的时候偶然查出，对于查出磨玻璃结节的患者也不要太过担心，如果结节表现良好（密度很淡、结节直径小），患者只需按时随访即可，如果结节存在一定的恶化表现需要手术的，患者可在医生的建议下进行相应手术。目前，腔镜技术发展成熟，患者在手术后 5 天就可出院，并且对患者的后续生活影响不大。如果患者的结节生长在肺部边缘，我们还可进行肺段手术，尽最大努力为患者保留更多肺组织，尽量不影响其呼吸功能。

磨玻璃结节型肺癌不可怕，是一种惰性癌，治愈率极高

和其他肺部结节相比，磨玻璃结节的高癌变概率，使很多患者"谈磨色变"。磨玻璃结节中大概平均 18%～33% 有可能癌变，但有幸的是，由磨玻璃成分发展起来的肺癌，生长缓慢，是一种惰性肺癌，也可以说是肺癌当中最好治或者说治愈率最高的一种特殊类型的肺癌。那么，什么是"磨玻璃结节型肺癌"？病理学和生物学特性上有何不同？磨玻璃结节型肺癌能完全治愈吗？不同阶段的磨玻璃结节型肺癌的手术治愈率分别是多少？我将在本文详细介绍。

首先，我们应该搞清楚什么是磨玻璃结节中的磨玻璃成分。磨玻璃结节中的磨玻璃成分对应的是病理上的鳞屑样生长方式，影像学上表现为磨玻璃样影，指异常增生的上皮细胞或分化良好肿瘤细胞以鳞屑样生长或贴壁样生长，表现为增生的细胞沿现有的结构和肺泡壁生长而不侵犯基质、胸膜或血管，保持完整的肺泡结构，基底膜仅有轻度反应。它打破了恶性肺部肿瘤生长或倍增的"两年定律"，不遵守 PET 检查 SUV 值增高的规律，表现为非常明显的惰性生长的特点，直径倍增时间可长达 3～5 年。

磨玻璃结节型肺癌在这里特指的是，以磨玻璃样成分发展起来的一种特殊类型的肺癌，其本质是以往的细支气管肺泡细胞癌。细支气管肺泡细胞癌是以往肺癌中治愈率最高的一种特殊类型的肺癌。2004 年 WHO 对细支气管肺泡细胞癌的诊断做了严格规定，只有肿瘤细胞沿着肺泡贴壁生长并且无间

质、血管或胸膜浸润证据才能诊断为细支气管肺泡细胞癌。但由于细支气管肺泡细胞癌的多样性，许多病理医生还是将一系列沿肺泡壁生长形式的肺腺癌如微浸润性肺腺癌、以沿肺泡壁生长为主的浸润性肺腺癌、混合型浸润性肺腺癌和广泛播散性黏液腺癌等这些从低度到高度恶性的肿瘤都归为细支气管肺泡细胞癌，给临床诊治和研究造成很大混乱，而且给癌症登记流行病学研究带来困难。因此，2011 年新分类废除了细支气管肺泡细胞癌这一诊断术语。

肺腺癌新分类取消了细支气管肺泡细胞癌术语的使用。原细支气管肺泡细胞癌混乱的分类囊括了多种不同预后的浸润性和非浸润性肺腺癌，包括切除术后 5 年生存率为 100% 的非浸润性结节和 3 年生存率低于 10% 的浸润性结节。新分类更能反映出肺腺癌的病理、影像以及临床之间的相关性。原细支气管肺泡细胞癌分类现在被重新归类为以下肺腺癌亚型：肺原位腺癌、鳞屑样生长为主的肺腺癌、含少部分非黏液鳞屑成分的浸润性肺腺癌和浸润性黏液腺癌等。磨玻璃结节型肺癌对应的是前 3 种。

磨玻璃结节型肺癌有何特点

1. 呈鳞屑生长方式，惰性，倍增时间长。

2. 肿瘤细胞大多分化较好，其形态特点因起源细胞不同而异。

3. 恶性程度低，肿瘤生物学行为不活跃，发展相对较缓慢。

4. 好发于女性。有资料显示，近 70% 的磨玻璃结节型肺癌患者为女性，且发病有年轻化的特点。

5. 早期时大部分患者没有症状，多因体检或检查其他疾病时偶然发现。有些患者的肿瘤在发现后经过多年随访仍无明显变化。

♥ 磨玻璃结节型肺癌能治愈吗？各个阶段的磨玻璃结节型肺癌的治愈率分别是多少

肺磨玻璃结节具有惰性、多样性和演变性的特点，可由良性病变逐步发展成恶性病变，由无侵袭性的惰性病变逐步变成侵袭性的浸润性病变。这个过程可长达几年甚至十几年的时间。在这个程中，病灶逐渐增大，颜色逐渐加深，并由纯磨玻璃成分演变成，磨玻璃成分中出现实性成分。影像学上，可发生从纯磨玻璃结节→混合型磨玻璃结节→实性结节的演变；病理学上，发生着从非典型腺瘤增生→肺原位腺癌→微浸润性肺腺癌→浸润性肺腺癌的演变。

1. 非典型腺瘤样增生

非典型腺瘤样增生病变局限（≤0.5cm），肺泡Ⅱ型细胞或Clara细胞轻至中度异型增生，衬覆肺泡壁，异形增生的细胞为圆形、立方形或矮柱状，核圆形或卵圆形。影像学上，非典型腺瘤样增生通常为≤0.5cm的纯磨玻璃结节。病变可为单个或多个，密度很低。非典型腺瘤样增生可长期稳定不变，临床上可不需要处理，通常每年CT随访一次。手术后的根治率为100%。

2. 肺原位腺癌

相当于原来≤3cm的单纯性肺泡细胞癌，癌细胞沿着肺泡壁贴壁生长，无间质、血管或胸膜浸润。几乎所有的肺原位腺癌为非黏液性，由肺泡Ⅱ型

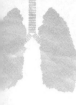

上皮和 / 或 Clara 细胞组成。

组织学上，肺原位腺癌无真正浸润的证据，故新分类将其也归为肺癌浸润前病变。影像学上，肺原位腺癌的典型表现为纯磨玻璃结节，比非典型腺瘤样增生的密度稍高，有时病变为部分实性结节。肺原位腺癌切除后预后极好，治愈率达 100%。

3. 微浸润性肺腺癌

肿瘤细胞明显沿肺泡壁生长的孤立性的小腺癌，磨玻璃成分内的浸润灶 ≤ 0.5cm。多个浸润性以最大直径浸润灶为准，大多数微浸润性肺腺癌也为非黏液性。影像学上，微浸润性肺腺癌表现不一，非黏液性微浸润性肺腺癌通常表现为以磨玻璃样成分为主的部分实性结节，实性成分位于病变中央 ≤ 0.5cm。黏液性微浸润性肺腺癌很少见，表现为实性或部分实性结节。标准外科治疗考虑为肺叶切除术，治愈率可接近 100%。

4. 贴壁为主的浸润性肺腺癌

肿瘤细胞沿肺泡壁表面生长，形态学相似于上述的肺原位腺癌和微浸润性肺腺癌，和微浸润性肺腺癌的区别就是浸润灶最大直径 > 0.5cm。由于手术切除的浸润性肺腺癌，其中约 80% 由多种组织学亚型混合组成，新分类最重要的变化之一是提出按腺癌中最主要的组织学亚型分类，而不再使用混合型亚型。原来的非黏液性细支气管肺泡细胞癌主要以沿肺泡壁生长方式，如肿瘤浸润灶最大直径 > 0.5cm，则诊断为贴壁为主的浸润性肺腺癌，其他亚型分别为腺泡状为主、乳头状为主、微乳头状为主和实性为主伴有黏液产物的浸润性肺腺癌。

贴壁为主的浸润性肺腺癌区分出来作为浸润性肺腺癌一个亚型，还由于与其他组织学亚型为主浸润性肺腺癌相比，其预后较好。Ⅰ期贴壁为主的浸润性肺腺癌的治愈率达 95%。

总之，磨玻璃结节型肺癌的预后远好于其他类型的肺癌。并且，含磨玻璃成分越多的浸润性肺腺癌根治率越高，预后越好。病理分期越低，预后越好。根据 WHO 在 1999 年制定的肺癌病理学标准，可手术切除的（包括Ⅰ～Ⅲ期）磨玻璃结节型肺癌总的 5 年生存率为 70% ~ 100%，而且女性和非吸烟患者的预后更好。在影像学上，有研究发现，磨玻璃成分大于肿瘤面积 50% 的患者的生存期明显优于其他患者。

什么是混合型磨玻璃结节？
混合型磨玻璃结节就是肺癌吗

肺部结节可分为实性结节和亚实性结节，亚实性结节又可分为部分实性结节（混合型）和纯磨玻璃结节。在各种类型的结节中，有一种结节由于高癌变率，被称之为"磨中之王"，它就是混合型磨玻璃结节。

混合型磨玻璃结节是磨玻璃结节中的一种特殊类型。顾名思义，它是一种部分实性的磨玻璃结节。结节中心部分为实性而周围部分为磨玻璃样影。下面两张图非常形象地告诉你什么是混合型磨玻璃结节，什么是纯磨玻璃结节（全部为磨玻璃成分）。

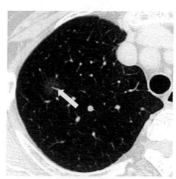 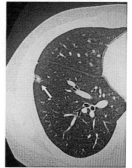

纯磨玻璃影　　　　　　混合型磨玻璃结节

混合型磨玻璃结节癌变的概率到底有多高

总体来说，肺磨玻璃结节恶变的概率远高于实性结节。磨玻璃结节恶性病变的概率平均为 33%，高于实性结节的 7%。其中纯磨玻璃结节为 18%，混合型磨玻璃结节恶变的平均概率达到惊人的 63%。而对于实性成分大于 5mm 或者整体直径大于 8mm 或 10mm 的混合型磨玻璃结节，有文献报道癌变的概率高达 90%。

体检发现混合型磨玻璃结节怎么办

正是基于混合型磨玻璃结节的高癌变概率，目前的共识是：先随访三个月（排除一过性结节），如果结节没有消失，对于直径 > 8mm 特别是实性成分 > 5mm 的混合型磨玻璃结节，建议及时手术治疗。因为这个阶段的混合型磨玻璃结节大多为肺原位腺癌或微浸润性肺腺癌，是肺癌的早早期阶段，可以达到接近 100% 的治愈率。

国外权威 NCCN 指南对于混合型磨玻璃结节的处理原则，明确建议：

1. 结节稳定或实性成分 < 5mm 时，3 个月、1 年、2 年、3 年复查 4 次 CT。

2. 结节稳定或实性成分 ≥ 5mm 时，活检或手术切除。

ACCP 指南建议：

1. 结节 ≤ 8mm 时，3 个月、1 年、2 年复查 3 次 CT，然后进行 1～3 年的年度随访。

2. 建议结节 > 8mm 时，3 个月复查 1 次 CT，如果结节持续存在，需考虑 PET、非手术活检或手术切除。

3. 如果结节发现时即 > 15mm，直接进行 PET，非手术活检或手术切除。

面对"磨中之王"，混合型磨玻璃结节患友，您还在纠结和犹豫吗？

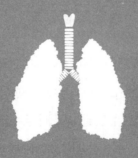

发现肺部结节，我该怎么办

发现肺部结节莫惊慌，平和心态很重要

48岁的张女士在今年体检的时候发现了肺部有一个结节，体检结果是建议她随访，但由于肺癌的发病率高，整体预后差，给她造成了严重的心理负担，甚至影响了她的正常生活。惊惶的张女士来到医院，希望能尽快做手术，我们建议她做了分辨率更高的薄层CT以及血液肿瘤标志物的检测。结果发现她的结节仅为5mm左右的纯磨玻璃结节，边缘清晰，无实性成分且密度影较稀薄，血液检查也为阴性。经考虑后，我们觉得该结节表现良好，还可以再等等，因此建议她3个月后再来复查一下，如果没有变化就可以继续随访。但2个月后张女士又来了，她的子女表示这2个月，母亲吃不香也睡不安稳，总是觉得肺上的结节长大恶化变成癌症了，哪怕子女找了很多文章举了很多例子都无法安抚她，因此他们一致决定干脆直接手术，以免母亲继续这样惶恐下去，把身体都拖垮了。在患者及家属的强烈要求下，我们对其进行了手术，由于结节的位置较深，只能进行肺叶切除，结果术后病理诊断，该结节仅为不典型瘤样增生，术后5天张女士就出院了。

张女士的情况并非个例，随着影像学技术的发展以及人们对肺癌的重视，越来越多的患者在肺癌早期或早早期（癌前病变）就发现了结节的存在。很多人由于心理压力过大导致惶恐不安甚至影响正常的生活，最后强烈要求进行手术。但对于肺结节来说，首先，不是所有的结节都是恶性的，灶性的感染、出血、机化或肉芽肿都能形成CT上的结节状影，所以要先进行抗感染治疗观察是否是一过性结节。如果结节仍然存在，那也不必害怕，因

为从不典型增生到浸润性肺癌往往需要几年甚至十几年的时间，磨玻璃结节型肺癌属于"惰性癌"，不典型腺瘤样增生的倍增时间（是指结节体积增加一倍所需的时间）为 998 天，约等于 2.7 年，原位癌的倍增时间为 567 天，约为 1.6 年，微浸润性肺腺癌的倍增时间为 384 天，约为 1 年。看到这里，朋友们是不是都舒了一口气，觉得就算有了结节也没那么可怕了？特别是像张女士这样，结节靠近肺门，无法进行楔形切除，只能把整个肺叶都摘掉，一个人只有 5 叶肺，摘掉一整叶对呼吸功能多少都会产生影响，尤其是她的结节还处于不需要处理的"安全期"，她完全可以正常生活很长时间，等结节需要处理了再进行手术，也能达到很好的预后。所以很多时候，为了避免过度医疗，医生都会建议先随访一段时间。

具体的随访策略是什么

1. 实性肺结节

（1）低风险患者（无吸烟史或少量吸烟史，无其他已知的危险因素）

结节 < 4mm，不需要随访。

4mm ≤结节≤ 6mm，12 个月后复查 CT，如果结节没有变化，不必进一步随访。

6mm <结节≤ 8mm，6 ~ 12 个月复查 CT，如果结节没有变化，18 ~ 24 个月后复查 CT。

结节 > 8mm，分别在 3 个月、9 个月、24 个月后复查 CT，根据结节情况考虑正电子发射计算机断层显像（PET-CT）检查或活检。

（2）高风险患者（有吸烟史或一级亲属肺癌病史，暴露于石棉、氡或铀

等职业史）

结节＜ 4mm，12 个月后复查 CT，如果结节没有变化，不必进一步随访。

4mm ≤ 结节 ≤ 6mm，6 ～ 12 个月后复查 CT，如果结节没有变化，18 ～ 24 个月后复查 CT。

6mm ＜ 结节 ≤ 8mm，3 ～ 6 个月后复查 CT，如果结节没有变化，分别在 9 ～ 12 个月、24 个月后复查 CT。

结节＞ 8mm，分别在 3 个月、9 个月、24 个月后复查 CT，根据结节情况考虑 PET-CT 检查或活检。

注：对于非实性、部分实性或磨砂玻璃结节可能需要较长时间的随访以排除惰性肺腺癌的可能；经 PET-CT 检查后怀疑肺癌的患者在任何非手术治疗前均要求有组织学证实。如无法活检，应进行放射肿瘤科、外科等多学科评估。

2. 亚实性肺结节

（1）孤立性纯磨玻璃样肺结节

结节＜ 5mm，不进一步随访。

结节≥ 5mm，3 个月后复查 CT，每年 1 次 CT，至少 3 年。

（2）孤立性部分实性肺结节

结节实性成分＜ 5mm，3 个月后复查 CT，结节没有变化则每年 1 次 CT，至少 3 年。

结节实性成分≥ 5mm，则活检或外科切除。

（3）多发亚实性肺结节

纯磨玻璃结节≤ 5mm，分别在 2 年、4 年后复查 CT。

纯磨玻璃结节 > 5mm，无占优势的病变，则 3 个月后复查 CT，每年 1 次 CT，至少 3 年。

如果是部分实性（特别是实性成分 ≥ 5mm）或者实性成分占优势的结节 3 个月复查 CT，如持续存在，考虑活检或外科手术切除。

在随访过程中病情会不会突然恶化

就像前面说的，磨玻璃结节的生长非常缓慢，长大一倍所用的时间最快也要 1 ~ 3 年，故磨玻璃结节的随访观察的时间一般至少为 3 ~ 5 年。而且只有少数约占 20% 的纯磨玻璃结节在随访过程中病灶会变大或变成混合型磨玻璃结节；混合型磨玻璃结节中只有 40% 在随访过程中会增大或实变区增大。

随访期间，由于扫描层数及测量误差的影响，几个月后复查，特别是小的磨玻璃结节，直径略有增大或缩小，并没有实际意义。病灶直径小于 5mm 的磨玻璃结节多数并不会长大。少数长大的结节，一般生长速度也非常缓慢，生长速度每年一般在 1mm 左右。因此，纯磨玻璃结节随访过程中，是非常安全的。一般半年或一年复查一次即可。

混合型磨玻璃结节在随访期间，小于 8mm 或 10mm 的混合型磨玻璃结节，随访也是比较安全的。每 3 个月随访一次，不会影响手术效果。临床上，从来没有出现过小的混合型磨玻璃结节过 3 个月，就出现转移或突然变成晚期肺癌的案例。

但是需要注意的是，很多人在一开始发现结节的时候高度紧张，对于医生的随访要求都比较积极，但往往检查几次后，意识到磨玻璃结节是个"懒

东西"，从精神和行动上都放松了警惕，到了复查的时间点却忙忘了，等出现不适的时候，才想起来肺上还有个东西，此时往往就已发展到各期肺癌了。所以，磨玻璃结节本质上来说是只"披着羊皮的狼"，当你完全放松警惕的时候，它可能就会反咬你一口。所以，希望查出磨玻璃结节的患者朋友，能放松心态平和面对，但该复查的时候一定不要忘记！

发现肺部小结节，我们该手术还是观察

肺小结节是指直径 ≤ 3cm 的局灶性、类圆形密度增高的阴影，一般都没有任何症状或者不适，只是体检偶然发现而已。肺小结节并不一定是肺癌，有良性和恶性之分，重要的是，我们如何鉴别肺小结节的良恶性，以及如何处理肺部小结节。

从影像学上来看，恶性肺部小结节的边缘会有些"毛刺"，边界模糊不清；良性肺部小结节有时可以看到钙化的征象，而且结节比较圆，边界清楚。还有一些实体小结节，看起来像"磨砂玻璃"，淡淡的一个影，如果这种磨玻璃影中还有一些密度较高的影像混合，就要非常小心了，这种混合型磨玻璃结节肿瘤的概率比较高。另外，要动态观察这个肺部小结节的增大速度，如果增大比较快，在数月以内增长超过 20% 以上，就有可能是恶性病变；如果一两年内变化不大的，就无须过分担忧。另外，还可以抽血做肿瘤标志物的检测以及肿瘤外周血循环细胞的检测，来进一步判断肺小结节的良恶性。

但是，我们还是需要说明一点，直到现在，我们依然没有肺小结节良恶性鉴别的金标准，就算精确程度较高的正电子发射计算机断层显像（PET-CT），仍然有假阳性或者假阴性的可能，这就让很多患者非常纠结，发现了肺部小结节，到底该是手术还是观察下去。

笔者总结了近期国内外关于肺小结节判断和治疗的一系列文献和指南，对于判断肺小结节手术与否，有以下的建议。

1. 倾向于手术的情况

（1）固体结节直径大于 1cm，影像学有高度肿瘤可疑性。

（2）直径大于 0.6cm 以上的混合型毛玻璃结节，且实性成分大于 50%。

（3）半年内结节直径增大超过 20%。

（4）大于 0.8cm 的肺小结节位于肺叶边缘，方便局部切除。

（5）单侧或者双肺多发结节，较大者直径超过 0.8cm，需要手术明确病变性质。

（6）大于 0.6cm 的肺小结节，有可疑的分子生物学证据，比如，外周血肿瘤循环细胞大于 10，肿瘤标志物超过正常上限 5 倍以上，或者液体基因检测有明确的驱动基因突变。

（7）观察期间，患者因精神紧张而出现焦虑、失眠等症状的。

2. 以下情况，可以考虑先观察病情，甚至是姑息

（1）肺小结节为钙化结节，且无明显自觉症状。

（2）小于 0.5cm 的纯毛玻璃结节，经一年以上观察期，无明显变化。

（3）小于 1cm 的固体结节，影像学上表现为边界非常光滑类圆形结节。

（4）不愿意手术治疗，要求随访的。

需要提醒大家的是，小结节的观察是一个系统的随访过程，我们建议大家，一定要重视定期的观察随访，当然，也不要随时心心念念都是肺小结节，搞得自己紧张兮兮。健康至上，愉快生活。

肺部多发小结节，我该怎么办

许多疾病都能导致患者出现肺部结节，如感染、间质性肺病或者肿瘤。然而单个出现，无论其性质如何都可以行手术切除，但如果出现多个结节呢？而大部分磨玻璃影却常以多发的形式出现。目前，介绍肺部结节的文章满天飞，但有关肺部多发性结节处理方法的内容却屈指可数。

有些磨玻璃影会出现在不同的肺叶，有些甚至会出现在对侧肺部。那么当遇到这些情况的时候，我们医生应该怎么应对呢？而多发磨玻璃影的患者的预后究竟如何呢？接受手术治疗是否能使他们获益呢？

要回答这些问题，首先得搞清楚有哪些类型的肺部结节，不同的结节有不同的处理方式。肺部结节可分为实性结节和亚实性结节，亚实性结节又可分为部分实性结节（混合型）和纯磨玻璃结节。

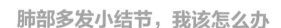 肺部多发实性结节该怎么办，如何处理

1. 直径 < 6mm 的多发实性结节，不需常规随访。这种大小的小结节常在日常的临床工作中碰到，且通常是良性的。最常见于炎症后遗留的已经愈合的肉芽肿（尤其见于好发特定真菌感染的部位）或肺内淋巴结。高风险人群可以考虑 12 个月后进行 CT 随访。

2. 如至少有一个结节直径达 6mm 或更大者的多发实性结节，推荐约 3～6 个月随访；之后根据风险因素评估，可选择在 1～2 年时进行第二次扫

描随访。如出现一个较大或多个可疑结节，应采用针对孤立结节的指南进行处理。在这种情况下，转移病灶依然是首先考虑的，尤其是当结节的分布以外周和 / 或下肺野为主，且结节的大小不等。在绝大多数情况下，转移灶在3 个月内可以明显地观察到增大。

3. 优势结节应作为选择处理的重点，但是，其他结节在随访时也应该进行监测。在这里，优势结节是指最可疑的结节，它不一定是最大的。

哪些疑似肺癌结节可以选择使用正电子发射计算机断层显像（PET-CT）检查来鉴别良恶性

1. 纯磨玻璃结节，不推荐 PET-CT 检查。

2. 混合型磨玻璃结节，实性成分 < 5mm 的，不推荐 PET-CT 检查。

3. 对直径 10mm 以上的混合型磨玻璃结节，实性成分 > 5mm 的，如果定性困难，可推荐 PET-CT 检查。

4. 高度怀疑恶性的混合型磨玻璃结节病变，实性成分 > 5mm 的，行全身 PET-CT 检查进行术前分期时可以推荐。

5. 伴有肺内其他实性结节，或者有肺外恶性肿瘤病史的磨玻璃结节患者，建议行 PET-CT 检查。

目前多数学者认为表现为多发磨玻璃影的肺癌属于同期多原发肺癌，而不是转移性肺癌。多发肺结节的处理原则主要基于危险度最高的结节。

磨玻璃影属于肺部结节的一种，因为其实性成分少，所以大多数磨玻璃影病灶需要做薄层 CT 以及需要阅片者仔细查阅才能发现。同样，多发的磨玻璃影处理也相当棘手。多个病灶，究竟切除哪一个病灶好呢？还是要把所有的病灶都切除呢？切除了主病灶，剩下的病灶怎么办？

多发性磨玻璃结节怎么办，处理原则又有什么不同

1. 多发小于 5mm 的边缘清晰的磨玻璃影，应采取比较保守的方案，建议 2 年及 4 年后随诊。

2. 多发纯磨玻璃影，至少一个病变大于 5mm，但没有特别突出的病灶，建议 3 月后复查，且长期随诊，至少随诊 3 年。

3. 有突出病灶的多发磨玻璃影，主要病变需进一步处理。首次 3 月后复查，病灶若持续存在，建议对较大病灶给予更积极的处理，尤其是病灶内的实性成分大于 5mm 者。

4. 切除的优先级别，应根据肿瘤病灶的表现予以判断，如实性肿瘤的一侧应先予以切除。

5. 切除肿瘤主病灶 + 方便切除的同侧磨玻璃影，其他纯磨玻璃影予以监测。

6. 应根据患者的实际肺功能情况作出治疗决策。身体好、耐受性强的患者可以同期切除双侧；也可以分期手术，先切除最大的、最具有威胁性的结节，待半年或一年身体恢复后再切除另一侧。

对于肺部多发小结节如何处理，总的手术原则是什么

其实到目前为止都存在一些争议，但总体原则，尽量减少切除范围，处理主要病灶。多发小结节分很多种情况，同侧同叶，同侧不同叶，双侧

病变。

1. 对于同侧同叶的小结节比较容易处理，如果结节比较多或者部分结节位置比较深，则直接切除肺叶；比如结节都集中在右上叶，则直接行右上叶切除。

2. 对于同侧不同叶，则尽量能做部分切就做部分切，能做段切就做段切，尽量不做叶切，但是万不得已，该做叶切还是做叶切，但必须保证肺功能能耐受。

3. 对于双侧病变，手术范围也是尽量控制，能不切肺叶尽量不切肺叶；肺功能允许的情况下，可以双侧同时手术，但是手术风险较大，保险起见可以分期手术，先做一侧的主要病灶，1 个月或者 3 个月后处理对侧病变，双侧同期的叶切不推荐。

学习疏导心理压力，
是每一位肺磨玻璃结节患者的必修课

几乎所有的疾病处理原则都强调早发现、早诊断、早治疗，肺癌作为人类健康的第一杀手更不例外，病变发现越早，根治率越高。

肺磨玻璃结节是肺癌早期表现形式之一。低剂量螺旋 CT 是筛查早期肺癌的重要方法，通过这个筛查我们发现大约 20% 左右的人会检出肺小结节，这其中大部分都是良性的。在这些肺小结节中，需要重点关注的是磨玻璃结节，因为即使是小的肺磨玻璃结节都有可能是早期癌变。但只要高度重视，规范随访，低剂量薄层螺旋 CT 可让再小的磨玻璃结节都无处遁形，时时刻刻处于监控中，逃不出医生的手掌心。

为观察磨玻璃结节的性质，明确是否可能癌变，几乎所有磨玻璃结节患者均有一个漫长的随访期，这期间短则 2~3 个月，长则数年。很多磨玻璃结节患友随访期间，惶恐不可终日，长期失眠无法入睡，心理压力巨大到人都崩溃了。在医院磨玻璃结节诊治中心，经常可听到患者和我说："医生，昨天我哭了一个晚上，怎么办哦"；也常碰到病友在门诊一边掉眼泪一边陈述病情。最常见的心理压力表现是，就某一个问题，可在门诊反复问医生 3 遍甚至 5 遍以上。

疏导压力，对于每一位磨玻璃结节患者都非常重要，也直接关乎治疗！

因此，如何调节个人的心态，疏导内心的心理压力，是每一个患者必须了解的，也是临床医生必须向患者朋友阐述清楚的，下面，是我个人的几点理解。

首先是心理方面的调节，良好的心理状态是疾病治疗的根本，这是亘古不变的真理。当患者朋友发现肺磨玻璃结节后，会有"恐惧、怀疑、沮丧、适应"的心理过程。为什么是我？我还这么年轻？我还活得了多久？我家人该怎么办啊？要不要告诉他们？这会花多少钱呀？会影响我以后的工作吗？

其实，对于这么一个只是有可能是肺癌的萌芽期病变来说，严格的随访和及时的处理完全可以战胜它。对于患者而言，要做到以下几条：

1. 不轻视肺磨玻璃结节，更不可过度紧张，医生说 3 个月复查，就 3 个月复查，最好到当地一家大型的三甲医院固定复查（因为观察磨玻璃结节需要从电脑上逐层观察，甚至需要做结节分析，固定在同一医院做方便比较），说是复查多久（比如说复查 5 年以上）就需要复查这么久，千万别因之前的没变化就放松了警惕。

2. 要清楚地明白一点，磨玻璃结节只要是正规的随访，就不存在耽误病情一说，也就是不会随访着就突然变成中晚期了，这也是心理调节的关键，能极大地减轻患者的心理负担，不会因此吃不好、睡不好，可以继续正常地工作和生活，就算随访结果提示有一天真的需要手术时，一个微创手术就可以了，花不了多少钱，也用不了多少时间。

3. 患者绝不能有那种想省事、一了百了，不管良性恶性都直接切的想法，这种思想也是不可取的。

4. 确实有患者朋友出现紧张、焦虑、易怒的症状，可以适当在专业心理医生的指导下进行抗焦虑治疗，恢复正常的生活工作状态。

在肺磨玻璃结节中，恶性远少于良性病变。初次发现的磨玻璃结节 1/3 可能会消失（一过性），1/3 可能终生无变化，只有 1/3 可能进一步长大癌变。就大小而言，直径 < 5mm 的微小磨玻璃结节基本上都是良性的。退一万步讲，即使肺磨玻璃结节万一发生癌变，大量研究表明：直径 < 10mm 的肺纯磨玻璃结节在微创手术后几乎可以达到接近 100% 的治愈率。

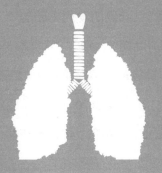

检测篇

高大上的 PET-CT 检查
能确诊肺小结节的良恶性吗

"肺癌是气出来的病"，肺癌的发病主要与"五气"有关，即"大气污染""烟草气污染""厨房油烟气污染""房屋装修气污染""生气带来的心理污染"。同时也提出，肺癌的防治策略在于对高危人群进行早期筛查。高危人群主要包括 4 类：① 长期吸烟 20 年以上；② 年龄大于 55 岁或有家族史；③ 有接触有害气体的职业暴露；④ 患有肺部基础疾病。目前，多数人群常规体检仍会选择价格相对便宜的胸片作为筛查肺癌的手段。然而科学研究已经证实，用胸片来进行肺癌筛查是没有多大价值的，多数患者发现时已是中晚期。筛查手段应首选低剂量螺旋 CT。

随着肺部低剂量螺旋 CT 检查逐渐取代胸片成为具有高危肺癌风险人群筛查的主要手段，肺小结节的检出率越来越高，如何准确地判断这些肺小结节的性质，是患者和临床医生最为关心的问题，因为这与患者后续治疗方案的制定和预后密切相关。昂贵的正电子发射计算机断层显像（PET-CT）检查是目前"无创"检查中准确率最高的肺癌检查手段，作为胸外科医生，临床工作中经常遇到患者咨询："高大上的 PET-CT 检查能确诊肺小结节的良恶性吗？"下面就这个问题给大家做一个介绍。

高大上的 PET-CT 检查的工作原理及诊断价值

肺癌细胞代谢活跃，具有葡萄糖的摄取和代谢明显高于周围正常组织的特点。体外静脉注射 18F-FDG 进入人体后，进入肺癌肿瘤组织中，在己糖激酶的作用下磷酸化生成 6- 磷酸 -FDG，后者不能参与葡萄糖的进一步代谢而滞留于肿瘤组织中，PET-CT 通过测定 18F-FDG 的摄取情况确定病变的良恶性。PET-CT 检查对于大于 1cm 的肺结节有较高的诊断价值，尤其是混合型磨玻璃结节和实性结节，准确率在 80%～90%；对肺小结节的诊断价值明显降低。对于 ≤ 8mm 的肺微结节，（由于肺结节体积小，部分容积效应会导致 SUV 计算不够准确，以及有活力的肿瘤细胞的数量少，导致聚集的能量代谢不高，尤其是磨玻璃结节更为明显），多无 FDG 摄取，PET-CT 扫描多为阴性。所以 PET-CT 基本无法确诊 ≤ 8mm 的肺微结节的性质。

鉴于 PET-CT 检查的优缺点，美国胸内科医师学会（ACCP）2013 版临床指南对疑似肺癌的 ≤ 10mm 肺小结节是否行 PET-CT 检查给出了如下建议。

1. 如怀疑为低到中度恶性（5%～60%）、直径 8～10mm，推荐行 PET-CT 检查。

2. 如怀疑为高度恶性（＞60%），直径 8～10mm，不推荐行 PET-CT 定性检查；但对高度怀疑的病变，行全身 PET-CT 检查进行术前分期是推荐的。

3. 对直径至少 8～10mm、诊断不明肺单个结节拟行手术切除的患者当临床恶性可能较低（＜40%），PET-CT 检查代谢不增高，可行 CT 随访（至少 2 年，纯磨玻璃影至少 3 年）。

4. 对直径至少 8～10mm、诊断不明的肺单个结节，如临床怀疑中到高度恶性（60%）或 PET 扫描为高代谢可行手术切除。

5. 对直径 8～10mm 的部分实性结节，推荐行 PET-CT 检查。

综上所述，目前最高大上的肿瘤全身 PET-CT 检查也不能确诊肺小结节的良恶性。PET-CT 检查最适用于那些直径 > 10mm，且具有中度恶性肿瘤概率的实性或亚实性肺结节的评估，以及对肺部结节的术前分期。对于 < 8mm 的肺小微结节，PET-CT 检查诊断价值不高，不常规推荐行 PET-CT 检查。那么对于 < 8mm 肺微小结节，怎么来确诊其良恶性呢？我们可以通过肺螺旋 CT 薄层扫描、三位重建的结节分析，根据其结节大小、形状、密度，以及是否有恶性结节所具有的分叶征、毛刺征、空泡征、支气管充气征、血管征、胸膜凹陷征等来判断其良恶性，部分患者需动态随访观察，方能判断其结节良恶性。

肺部结节选择穿刺活检好，还是直接手术好

发现结节后，很多人也很迷茫对于这些肺部结节的处理：是先穿刺明确诊断，还是直接手术切除？

回答这个问题之前，我们先了解一下穿刺活检。穿刺活检是通过医生手里一根细长的穿刺针，在 CT 或者超声定位下穿刺到肺部肿物的部位，取得肿物内部的一些组织，对其进行病理学检测。和其他脏器穿刺活检不同的是，肺是一个因呼吸而不断活动的器官，在呼吸的过程中肺组织是一起一伏的，肿物也随之起伏，位置并不固定，所以不是每次穿刺都能穿到肿物里面的组织。有部分患者由于病变的位置和形态等原因，并不能完全确诊，穿刺活检的准确率大约为 80%～90%。穿刺活检有一定的风险，如气胸、出血、感染等。穿刺活检需要考虑的问题还包括取材未查到癌细胞并不能完全排除肺癌，可能造成病情延误；如果结节是恶性，穿刺有造成种植性转移（是癌细胞转移的一种方式，即癌细胞能穿透腹膜、胸膜、心包膜或蛛网膜下腔空间而入侵体腔而发生癌转移）的潜在危险等。

什么样的结节建议直接手术

在临床上，这是一个比较难以回答的问题。从影像学检查可以大致判断一个病变的性质，但并不是绝对，因为病理检查才是确诊的金标准。那么患者和医生都要面临这样一个问题，如果是肿瘤而又没选择手术，可能延误病

情，但是如果手术切除，最后结果是良性，部分患者又会觉得挨一刀有点冤枉。

那么，什么情况下的结节应当做手术呢？外科医生通常会根据指南建议和病变的影像学特征来进行综合判断，还会采取一系列的手段和证据来提高诊断的准确性，比如正电子发射计算机断层显像（PET-CT），肿瘤标志物、循环肿瘤细胞检查等，以及一些鉴别诊断的证据，比如结核、炎性病变等相关证据。通过目前的一些特征及证据认为肺部结节是肺癌的可能性非常大，而且符合手术的适应证时，会建议患者直接手术。有些结节太小，穿刺难度太大，且考虑肿瘤风险大，建议直接手术切除。较大的肺部良性包块可以选择手术切除。换而言之，较大的肺部包块，如果患者有手术意愿，且符合手术的适应证时，不管是良性或者恶性，不需要穿刺明确，建议直接手术切除。

❤ 什么样的结节应选择穿刺活检

医生判断肺部结节为肺癌的风险较小，担心时间长了会影响患者的诊断和治疗。还有部分患者因为年龄较大，心肺功能不达标，或者手术切除可能性小等原因，不适合手术。这时选择穿刺活检，既能早一点明确诊断并得到治疗，又不会给患者带来比较大的创伤。

医生，我肺上的结节，查肿瘤标志物正常，能肯定不是肺癌吗

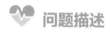 **问题描述**

肺部小结节（男性，59 岁）。

CT 表现 胸廓未见明显异常，气管纵隔居中，双肺纹理增多，右上肺见一结节影，直径约 1.5mm，形状不规则，边缘有毛刺。双肺见条索影，气管，主支气管通畅，纵隔内未见明显肿大淋巴结，主动脉壁见钙化。

肺癌标志物检测 全部都在正常值范围之内。

问题 肺上的结节，全部肿瘤标志物正常，能肯定不是肺癌吗？

在患者的咨询中，我碰到的这类问题还真不少。看来这个问题很普遍，也是广大患者特别关心的问题。

其实，有关肿瘤标志物，更热门的话题是：体检筛查发现肿瘤标志物高，就提示一定是癌症吗？

早发现是解决癌症防与治的关键。但是目前普通民众关注健康和肿瘤筛查的时候，可能存在盲目甚至对检验报告结果过度紧张的情况。肿瘤标志物

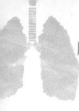

检测早已成为最火热的体检项目，而神化肿瘤标志物也成为最受争议的话题之一。在美国，肿瘤标志物通常是用来检验癌症是否复发，而不是用在健康人体检上的。权威观点认为，绝大多数肿瘤标志物不仅存在于恶性肿瘤中，也存在于良性肿瘤、胚胎组织甚至正常组织中。因此，单独发现肿瘤标志物升高，不能作为肿瘤诊断的依据。

肿瘤标志物究竟是什么

肿瘤标志物是指肿瘤发生和发展的过程中，由肿瘤细胞合成、释放或者由机体对肿瘤细胞反应而产生的物质。当机体产生肿瘤时，血液、细胞、组织或体液中的某些肿瘤标志物就可能会相应地升高。

肺癌在内目前最常用的标志物有：

甲胎蛋白（AFP）、癌胚抗原（CEA）、糖抗原 125（CA125）、糖抗原 199（CA199）、前列腺特异性抗原（PSA）等。

医学界对肿瘤标志物的意义存在争议。因其无论从"特异性"还是"敏感性"上来说，都无法达到理想效果。

肿瘤标志物高就一定是肿瘤吗

回答是否定的。肿瘤标志物检测呈阳性，不一定就是肿瘤，这仅仅是一种提示信号，提示检测者属于高危人群。因为在肿瘤标志的检测中，引起假阳性的因素很多：良性疾病如炎症性疾病、生理变化，不良习惯如吸烟、酗酒、服用某些药物等。此外，抽血过程中的污染、抽血引起的红细胞破裂、标本保存不当、试剂差异及检测欠规范等因素也会干扰检查结果。

 肿瘤标志物呈阴性一定没有肿瘤吗

回答也是否定的。有的肿瘤从始至终肿瘤标记物都不会升高，有的肿瘤标志物在早期是正常的，只有疾病发展到一定程度才会升高。因此肿瘤标志物检测呈阴性不一定就能排除肿瘤，很多原因会引起检测出现假阴性的结果。因此，即使肿瘤标志物检测结果阴性，但有肿瘤警告的其他征兆，比如影像学检测发现，患者仍需做其他进一步检查。

所以，到目前为止，肺部结节良恶性的鉴别仍是医学领域的一个难点。影像学检查和肿瘤标志物的检测都只有参考意义。目前，还没有一种无创的方法能 100% 的确诊肺部结节。

具体到这个病例，即使全部肿瘤标志物正常，肺部结节也不能排除肺癌的可能。血清肿瘤标志物在诊断肺癌方面的价值本来就十分有限，特别是对早期肺癌其参考价值更有限。文献报道，肺癌标志物检测对肺部结节的准确率只有 53%。其主要价值是在于疗效评价或者监测复发。对于这种结节，可以考虑 PET-CT 检查、经皮穿刺活检甚至胸腔镜活检。

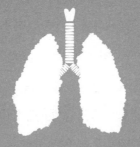

治疗篇

肺小结节吃什么药最好？
有何消除肺部结节的治疗办法

很多患者"谈结节色变"，误以为就是小肺癌。对于患者的痛苦，医生也感同身受，有时连安慰性的治疗也没法给。那么，肺小结节吃什么药能消？治疗方面有什么好的办法？本文谈谈笔者的一些成功的体会。

首先要申明，针对肺部结节的药物治疗只限于良性结节，对那些疑似肺癌的肺部结节，还是建议患者果断手术明确诊断。

那么，对哪些患者，我们建议积极介入或外科手术呢？

1. 直径 > 2cm 的肺部结节

建议穿刺、正电子发射计算机断层显像（PET-CT）或胸腔镜手术。因为有文献报道，直径 > 2cm 的肺部结节，60% 的可能性是肿瘤。

2. 直径 > 1 或 1.5cm 的磨玻璃结节

美国权威指南对于直径 > 1cm 的磨玻璃结节，也建议外科积极介入。

3. 直径 > 1cm 的混合型磨玻璃结节

有文献报道：直径 > 1cm 的混合型结节癌变率可高达 90%。

4. 伴有毛刺征、分叶征、血管征等恶性特征的结节

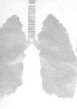

治疗肺部结节，吃消炎药靠谱吗

不靠谱，也没多大用。《美国胸科杂志》（*Chest*）2013 年发表了美国著名教授 Khokhar 的文章。他研究分析了 293 例肺部小结节，按随访期间是否使用抗生素分为两组，结果发现肺小结节患者使用或者不使用抗生素，结节消失或缓解率分别为 33% 和 27%，无显著差别。即使在有肺部感染征象的亚组中，使用或不使用抗生素的缓解率同样无明显差别。（Antibiotic use in the management of pulmonary nodules.Khokhar S，Mironov S，Seshan VE，Stover DE，Khirbat R，Feinstein MB.Chest.2010 Feb;137（2）:369-75.doi:10.1378/chest.09-0562.Epub 2009 Sep 25.Erratum in:Chest.2013 Aug;144（2）:721.）

国际权威肺部结节指南——Fleischner 指南也指出，对于肺部结节，没有应用抗生素的指征。

肺小结节吃什么药能消？在治疗方面，有什么好的办法

药物治疗只适用于直径 < 1cm 的小结节，特别是磨玻璃结节。个人应用体会，初次发现肺小结节的患者，本方法消除肺小结节的概率为 50% ～70%。对于钙化结节或纤维硬结灶或纯实性结节无用。

1. 口服处方，疗程 1 ～ 2 个月

盐酸氨溴索片，1 片，口服，3 次 / 日；复方鱼腥草片，4 片，口服，3 次 / 日（或者夏枯草口服液，10ml，2 次 / 日）。

可能机制：盐酸氨溴索片的主要作用是促进痰液的排出，还能减少支气

管黏膜或肺泡分泌黏液。药物作用对肺部小的水肿或黏液性的腺瘤样增生形成的肺小结节有效果，痰液的有效排出也有利于小的肺泡的复张。复方鱼腥草片的主要成分不仅仅是鱼腥草，还添加了黄芩、板蓝根、连翘、金银花等纯天然植物药材。其中黄芩有清热燥湿、泻火解毒、止血等功效，且其临床抗菌性比黄连好，而且不产生抗药性；板蓝根、连翘和金银花是家喻户晓的清热解毒良药，对于消除肺上小的水肿、小出血或局部炎症引起的小结节效果好。

2. 家用超声雾化吸入（2 次 / 日），雾化液配药物吸入用布地奈德混悬液，疗程 1 个月

可能机理：每天清洗肺泡，帮助排净痰液或黏液性小结节产生的黏液，促使肺泡复张。吸入用布地奈德混悬液可抑制肺泡的异形增生，促进水肿或炎症的消散。雾化机可网上购买，参考价格为 300 ~ 500 元 / 台。

肺小结节观察到啥时候才是个头？
什么情况下才需要手术

当我们查出来肺部有小结节或者阴影时，医生建议观察，观察到啥时候才是个头？什么情况才需要手术？

有时对极小的病灶，无太好的、安全有效的方法去得到病理细胞学证据，影像上又不能肯定为癌。当正电子发射计算机断层显像（PET-CT）、肿瘤标志物，甚至循环肿瘤细胞检测也都无法判断时，安全的动态观察，也常常被用来确定患癌的可能性。一般有如下几种情况：

1. 怀疑为炎性病灶通过肺穿刺、消炎或观察诊断，炎性病灶一般半年内会消散、缩小。需要至完全消失才能停止观察。注意要排除肺穿刺假阴性，即癌灶未穿刺到的情况。一般发生在支气管内病灶并发阻塞性炎症的病例。

2. 怀疑肺癌，观察中半年无改变，或有增大者，因病灶太小，手术无法发现，或在肺叶中心部位，为避免过度切除肺组织，需要继续进行观察处理。

3. 判断转移可能性大小，主要根据大量病例统计出的倍增时间经验计算。初诊直径 < 8mm 的癌灶，一年内基本不会增大和转移，所以一年复查一次是安全的。临床目前界定 8mm 以上的结节或阴影，才应手术探查。

4. 较大的病灶，影像不似肺癌时，应有消炎观察的过程，以及排除结核的病史，甚至可肺穿刺诊断。直径 > 3cm 的孤立病灶（周围无其他病灶）及高龄患者的孤立病灶（无论大小）一般均为癌灶。观察时间间隔采用循环间隔法较为安全，即半个月或 1 个月后复查，无改变时再过三个月复查，无变化再过半年复查，再无变每年复查一次。如有增大立即手术。

发现疑似肺癌的肺部结节怎么办？
太多教训告诉我们应及时手术

相较于西方发达国家，我国肺癌的治疗效果存在着巨大差距。我国新就诊的肺癌患者中，早期患者比例较低，早期的肺癌患者的发现率大约占 15%～20%，远低于欧美等国 30%～40% 的占比。

首诊时临床分期影响患者的预后，Ⅳ期肺癌患者的 5 年生存率基本等于 0，而ⅠA 期的患者，治愈率可达 88%～90%。如果能在早期将患者筛查出来进行治疗，可极大提高肺癌患者的 5 年生存率，提高肺癌的治愈率。

临床上，有太多的肺部小结节的患者在不规范的随访期间，出现肺部结节增大，甚至发生转移而演变成晚期肺癌，从而失去了挽救的机会。发现疑似肺癌的肺部结节怎么办？我们可以从一个典型病例的教训开始讨论。

患者初次就诊时正电子发射计算机断层显像（PET-CT）检查提示低度恶性肿瘤不能排除，建议外科随访。患者儿子本身就是医生，也动过外科手术的念头，但可能是家属及患者都存在着侥幸心理，没有再去胸外科会诊征求外科大夫的意见，而选择继续观察。最后发展到病变到处转移，丧失了治愈的机会。

肺部结节的明确诊断本身就是个世界难题，目前没有任何一种无创检查能做到 100% 明确诊断，穿刺或胸腔镜下病理检查才是金标准。而且同一影像学片子，不同专家也是"仁者见仁智者见智"，内、外科医生在对待肺部结节上也可能有不同意见。总之，在对待疑似肺癌的肺部结节是否需要手术的问题上，最好咨询胸外科大夫。发现疑似肺癌的肺部结节怎么办？太多教训告诉我们应及时手术！

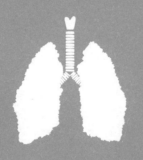

其他篇

肺上同时发现 4 个结节，结果如何？
——走近胸外科真实病例

患者女性，62 岁，干咳一月，行肺部 CT 检查示右肺多发肺结节，右上肺 2 个磨玻璃结节（8mm 左右），下肺 2 个实性结节（5mm 左右），口服莫西沙星抗感染治疗 2 周，症状无缓解，复查胸部 CT 肺结节无明显变化。

高度怀疑肺癌，建议手术治疗，患者起初纠结，最后决定手术。

手术方式

右上叶切除术，右下叶近胸膜下病灶楔形切除。为保留肺功能，另外靠近右下叶中央部位病灶随访观察。

多发肺部小结节的外科处理存在很多难题，目前并无明确的指南，所以临床医生需要多学科讨论决定治疗方案。

需要解决的关键问题是

1. 先切除哪些病灶？

2. 切除的范围有多大？

术前诊断和外科治疗双侧同步原发性肺癌非常困难。目前我们主要是通过肿瘤的影像学表现进行诊断和确定需优先处理的病灶。

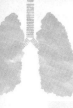

尽可能将肿瘤切除的同时最大限度地保留正常肺组织和肺功能。

切除病灶的优先顺序

应为所有实性肿瘤以及混合型磨玻璃影、较大的纯磨玻璃影，小磨玻璃影但位于容易手术的部位或随访中有生长倾向的病灶。也就是说，主要根据肺结节病灶的影像学特征加以判断，如实性肿瘤的一侧应先予以切除。实性结节行肺叶切除可能效果更好，但需考虑患者实际的肺功能做出决策。

手术后病理结果

（右下肺、右肺上叶）浸润性高 - 中分化腺癌，切缘无癌；第四组淋巴结无癌（0/4），第二组淋巴结无癌（0/5），第七组淋巴结无癌（0/1）。

肺微小结节怎么办? 警惕"小结节综合征"

肺微小结节特指的是直径 < 5mm 的肺结节。肺部结节的定义是肺部实质内类圆形、境界清楚、直径 ≤ 3cm 的软组织病灶。临床上把肺实质内直径 > 3cm 的病灶称为肺部肿块,而直径 < 3cm 的病灶称为肺部结节,直径 < 2cm 的结节称之为肺小结节,直径 < 5mm 的结节称为肺微小结节。

近年来,在门诊看了太多的肺微小结节。有些患者就为了一个肺上的 3mm 或 4mm 的微小结节,在各大医院辗转奔波,到处就医。有些患者,就因为肺微小结节,高频率 CT 复查,还天天提心吊胆,担心癌变,内心备受煎熬。

曾看过一印象非常深刻的病例,5mm 肺微小结节患者:一年里做了 5 次 CT,2 次胸片,3 次血检,1 次气管镜,结果均无异常,诊断不明。按患者所述:他去了许多大的综合医院,一年来就为右上肺微小结节讨个说法到处就诊,但就是没说法。我们在临床工作中,还真经常碰到这种称之为"小结节综合征"的患者。其表现千差万别,可以表现焦虑、烦躁;可以表现为胸痛,胸闷;也可以表现为咳嗽、咳痰,久咳不愈;也可表现为低热。共性的表现是,患者茶不思、饭不想,天天晚上睡不着。根源在于体检发现肺部有小结节。

目前小结节,包括微小结节被过度的宣传轰炸,很多人误以为小结节就是肺癌。这些人的 CT 片上,实际上小结节只有 3 ~ 4mm,根本不会导致上述症状。

其实这些患者身体上的症状都是心理导致的,在心理学上,这个叫心理疾病的躯体化症状，顾名思义，即心理疾病的表现形式是以身体上一定的器官疾病的症状表现出来的。它的特点在于：散乱无系统性，复杂而无规律性，加重或缓解无一定时间性。由于心理负担过重，出现很多躯体化症状，包括胸闷、胸痛、全身乏力、失眠、茶饭不思、上班也没心思等。

肺微小结节真那么可怕吗？如何形成的？微小结节需要随访和干预吗？把这个问题讲清楚，看来对很多患者非常重要！

目前，肺小结节的形成机制还不是很明确，形成的病因也多种多样。比如患过隐性肺结核后，一些小结核灶的细菌被消灭后，可以形成肉芽肿，也可因钙盐沉积形成密度很高的结节；比如硬化性血管瘤，其本身就是肺内小血管或毛细血管的病变；最常见的就是炎症性病变，机化后可形成炎性结节。但在 CT 片上看到的大部分结节还是很难作出明确的解释，影像学上也无法明确判断良恶性，这也是为什么肺小结节目前是胸外科领域中的难点和热点的原因。

国外有研究发现，低剂量螺旋 CT 筛查，正常人群肺结节检出率为24%，也就是 5 个人就有至少有一个人能查出肺结节。而有一些研究甚至更高，可高达 40%。也正因为如此，体检发现肺部结节，还真不用惊慌，它就是一件平常事。

据文献报道，在所有的肺部结节中，恶性远少于良性病变。就年龄而言，小于 35 岁的人群出现肺内孤立结节为肺癌的可能只占 1%～3%。用胸片对大样本人群普查时，肺内孤立结节为恶性肿瘤的可能性仅占 3%～6%。就大小而言，直径 < 5mm，结节的恶性程度小于 1%，直径在 5～10mm，恶性率为 6%～28%。直径 1～2cm，恶性率为 15%～37%。而对直径 < 5mm 的微小结节而言，恶性程度小于 1%，微乎其微。

2017 年，Fleischner 学会颁布了最新 CT 偶发性肺结节处理原则。Fleischner 肺部结节指南体现了由胸部放射学、肺科学、外科学、病理学和其他专科学家组成的国际多学科合作组的共识，对小结节采取更保守的处理，对筛查程序应有明确的专家共识指导来使受检者得悉潜在的风险以及持续监测的必要性。

根据权威的 Fleischner 肺部结节指南和我们的临床经验，其实，肺微小结节（吸烟等高风险人群除外）根本不需要随访和任何干预措施。以下为 Fleischner 指南有关肺微小结节的详细建议。

低风险人群 < 6mm（5mm 或更小）的实性结节，无需常规随访（推荐 1C 级）。目前，在临床低风险因素下小结节与肺癌可能性之间缺乏直接证据。然而通过对列入肺癌筛查项目的对象进行观察，大量证据显示当前吸烟者或最近戒烟者处于肺癌风险。在美国，从不吸烟者或年轻患者的实性结节肺癌风险较低，与嗜烟者比，其相对风险约为 0.15。在高危人群中，假设 < 6mm 的实性结节平均肺癌风险小于 1%，那么我们推测临床低危人群其患肺癌风险更低。该建议与本指南把肺癌风险低于 1% 的结节剔除出常规 CT 随访的建议一致。

不同风险磨玻璃结节的随访策略

结节分类	< 6mm (100mm³)	6 ~ 8mm (100 ~ 250mm³)	> 8mm (100 ~ 250mm³)	注释
单发低风险	不需要常规随访	6 ~ 12 月 CT 随访 18 ~ 24 月 CT 随访	3 月复查 CT、PET/CT 或活检	注:结节 < 6mm 不需要常规随访，但高风险个体应在 12 月随访，如结节形态高度怀疑恶性、位于上叶，或两条均符合者
单发高风险	12 月 CT 随访	6 ~ 12 月 CT 随访 18 ~ 24 月 CT 随访	3 月复查 CT、PET/CT 或活检	

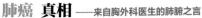
续表

结节分类	< 6mm (100mm³)	6 ~ 8mm (100 ~ 250mm³)	> 8mm (100 ~ 250mm³)	注释
多发低风险	不需要常规随访	3 ~ 6月 CT 随访 18 ~ 24月 CT 随访	3 ~ 6月 CT 随访 18 ~ 24月 CT 随访	注：参照高度怀疑肺癌结节的指引处理，CT 随访间隔根据结节大小和风险进行调整
多发高风险	12月 CT 随访	3 ~ 6月 CT 随访 18 ~ 24月 CT 随访	3 ~ 6月 CT 随访 18 ~ 24月 CT 随访	

所以，体检发现肺部微小结节的患者，大可不必过于惊恐，肺部微小结节几乎都是良性病变。退一万步，即使万一发生癌变，肺早期癌（肺磨玻璃结节和微小结节阶段）几乎均可以达到 100% 的治愈率。

55检